讓血管變年輕吧

最高の食べ方がわかる！
血管・血流の強化書
専門医が教える４７の金言

杉岡充爾 醫學博士 著
邱顯惠 譯

推薦序

讓血管變年輕，擁抱健康人生

當我們談到健康的時候，往往會將注意力集中於飲食、運動和睡眠等方面，卻忽略了一個至關重要的部分，那就是——血管。血管是人體循環系統的核心，它負責將氧氣和營養物質運送到身體的每一個細胞，維持我們的生命運作。但是，隨著年齡的增長，血管的彈性逐漸喪失，血管壁變厚、變硬，血流不再順暢，最終可能引發心血管疾病，甚至威脅到生命安全。然而，對於大多數人來說，血管健康常常是「默默無聞」的存在，直到問題出現才能引起關注。而事實上，血管的老化過程是可以被逆轉的，只要我們及早採取行動，就能夠讓血管保持年輕，並減少健康風險，同時實現更加健康而充實的生活。這本《讓血管變年輕吧！：帶你延齡回春、強化血管與血流的完全指南》便是一本關於如何重視和保養血管的實用指南，它將為我們揭示如何通過改變生活方式，讓血管保持彈性、延緩衰老，從而達到延長壽命和提升生活品質的目的。

作者在書中清楚地解釋了血管老化的過程，以及它對身體健康的影響。隨著年齡的增長，血管壁的內皮細胞會受到不斷的損傷，這些損傷可能來自於不良的飲食習慣、缺乏運動、吸煙及過度飲酒等因素。這些因素會導致血管內壁的炎症，使血管逐漸變得僵硬、狹窄，血流便不再順暢，從而增加了高血壓和動脈硬化等疾病的風險。而這些問題一旦出現，往往會造成嚴重的後果。然而，作者並不只有描述血管老化帶來的挑戰，書中還提出了許多實用且科學性的建議，幫助讀者從根本上改善血管健康、讓血管變年輕，進而達到延緩衰老、遠離心血管疾病的效果。

《讓血管變年輕吧！》這本書最大的亮點之一，就是它強調了生活方式對血管健康的影響。正如我們的身體需要營養來維持運作一樣，血管也需要適當的「養護」來保持其彈性和功能。書中詳細闡述了幾個促進血管健康的核心因素，包括飲食、運動、心理調適和生活習慣的改善。飲食對血管健康至關重要。現代人常常依賴快餐、油炸食品和加工食品等，這些食物往往含有高脂肪及高鹽分，容易對血管造成負擔。為了保持血管的年輕，書中建議應該攝取更多富含抗氧化物質的食物，如新鮮蔬果、全穀類和魚類等，這些食物能夠有效清除體內的自由基，並減少血管內壁的損傷。特別是富含Omega-3脂肪酸的食物，如深海魚和亞麻籽，都有助於改善血液流動，減少血栓的形成，對血管有很好的保護作用。其次，運動也是保持血管健康的重要一環。書中強調：規律的有氧運動，如快走、慢跑和游泳等，能夠有效促進血液循環，並增強心臟的泵血功能，進而促進血管的彈性。此外，運動還有助於控制體重，減少過多的脂肪積累，從而減輕血管的壓力，預防動脈硬化的發生。

血管的老化是一個漸進式的過程，並非一朝一夕就會出現的明顯症狀。因此，許多人可能在血管出現問題之前並未察覺。然而，隨著年齡的增長，這些隱藏並累積已久的風險將逐漸顯現，甚至在我們未做好準備時，就會導致嚴重的健康問題。所以，書中強烈建議每個人都應該從現在開始關注自己的血管健康，採取積極的行動來預防血管老化。無論是改善飲食習慣，還是養成規律運動的習慣，抑或調整生活方式，這些改變都能夠為血管健康長期保駕護航。書中的內容不僅停留在理論的探討，更注重實踐的指導。它不只提供了科學的知識，更給出了具體可行的行動方案，使讀者能夠輕鬆將理論付諸實行，從而在日常生活中養成健康的習慣，讓血管保持年輕，擁抱更加健康的未來。

《讓血管變年輕吧！》不僅是一本健康指南，更是一種生活方式的轉變。它提醒我們，血管的健康對於整體健康的重要性不可忽視，並且告訴我們：通過積極地改變生活方式，我們每一個人都能夠保持血管的年輕，減少疾病風險，提升生活品質。我相信，這本書將會激勵每一位讀者從今天開始，好好關注自己的血管健康，並且實踐書中所提供的健康方法，開啟一段充滿活力與健康的生活旅程。

希望大家能夠從中獲得啟發，讓血管變年輕，擁抱更加健康、幸福的未來。

臺北榮民總醫院心臟內科主治醫師
陽明交通大學心臟血管疾病研究中心主任
黃柏勳

如果想延長健康壽命，血管與血流是關鍵所在

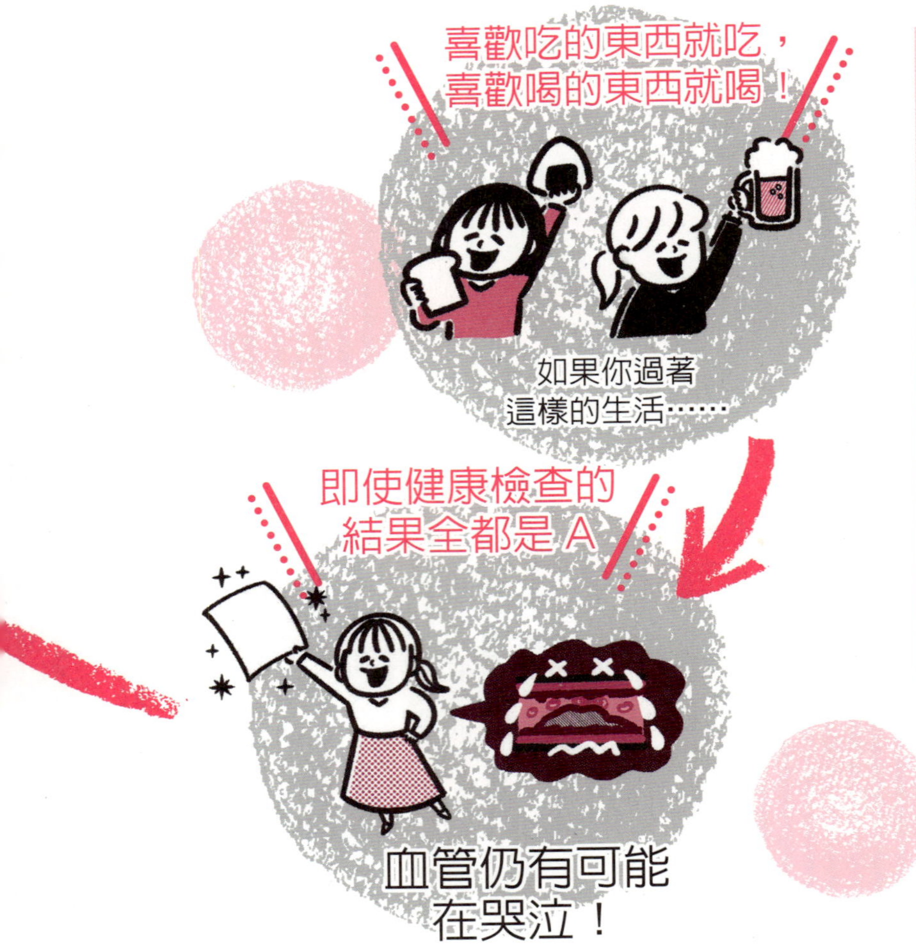
喜歡吃的東西就吃，
喜歡喝的東西就喝！
如果你過著
這樣的生活……
即使健康檢查的
結果全都是A
血管仍有可能
在哭泣！

你是否過著「喜歡吃的東西就吃，喜歡喝的東西就喝」的生活呢？或許你會想：「健康檢查的結果也沒問題，我還是很健康！」但事實上，即使你感到安心，你的血管也可能早已受損。

不均衡的飲食或紊亂的生活習慣會使血管老化，進而導致動脈硬化。

動脈硬化是指膽固醇等物

血管老化也會導致
血液循環變差

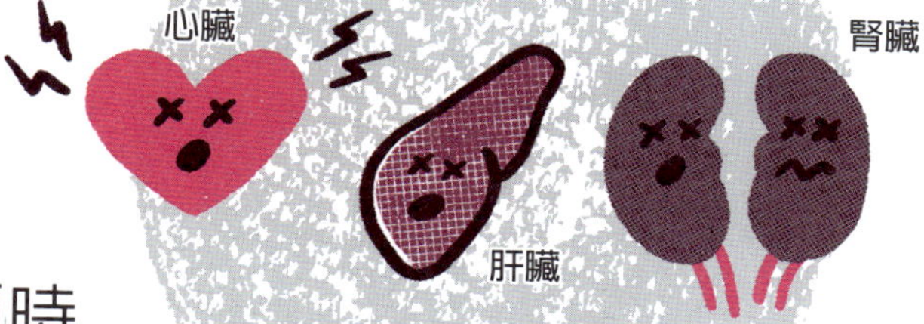

對全身造成損害

當你察覺到問題時

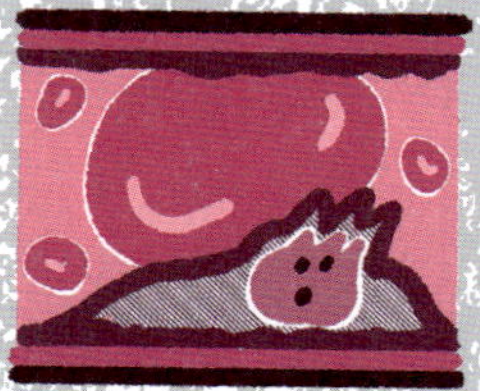

血管可能已經堵塞，
甚至會導致猝死

在為時已晚之前……
讓我們阻止血管老化！

質在血管內側積聚，使血管變得僵硬的狀態。這種情況通常沒有明顯的自覺症狀，會慢慢地進行，並影響全身健康。最終，可能導致血管突然堵塞，甚至危及生命。

為了避免這樣的悲劇，我們應該擁有強健的血管與順暢的血流。

若想要保持身體健康，追求長壽，血管與血流可說是關鍵所在。

只需改變飲食習慣，血管就能迅速變得健康

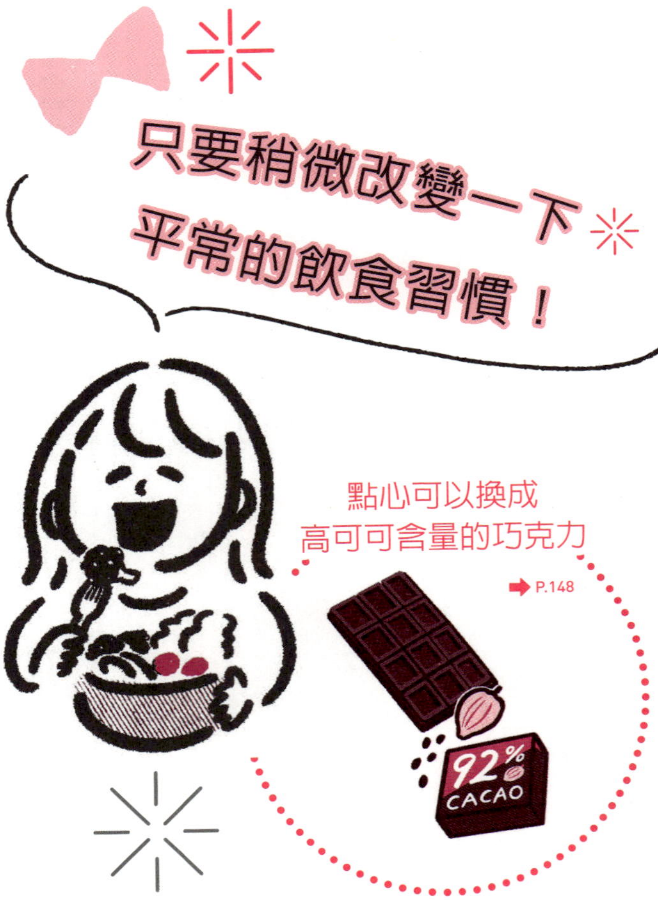
只要稍微改變一下
平常的飲食習慣！
點心可以換成
高可可含量的巧克力
➡ P.148
92%
CACAO

血管負責血液的循環，將我們生存所需的營養運送至全身。

如果血管變硬或堵塞，血液和營養便無法順利運送，進而引發全身不適……。

導致血管老化的主要原因是攝取過多的醣類和脂肪。用米飯和麵包填飽肚子，或是透過油炸食物和味道濃重的食物獲得滿足感，這樣的飲食習慣會對血管造成巨大負擔。

多咀嚼食物

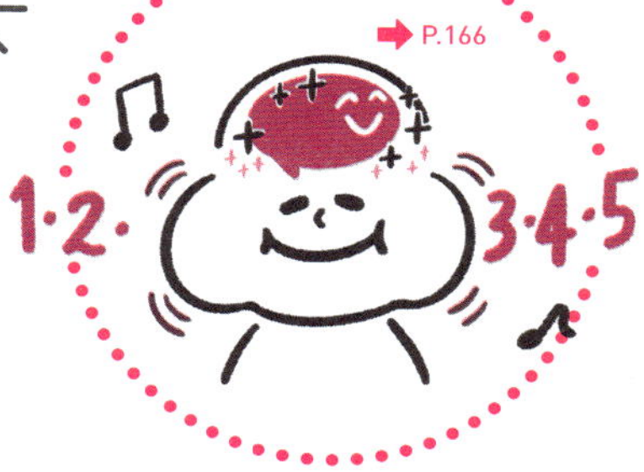

酒類選擇燒酎
並適量飲用

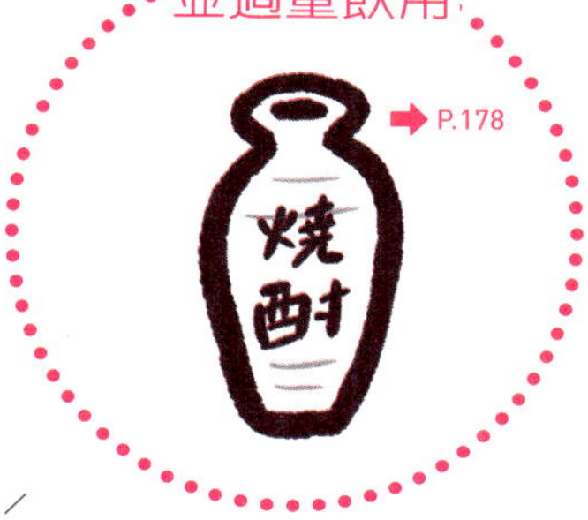

每天攝取 7 種
不同顏色的蔬菜

早晨喝一杯
檸檬溫開水

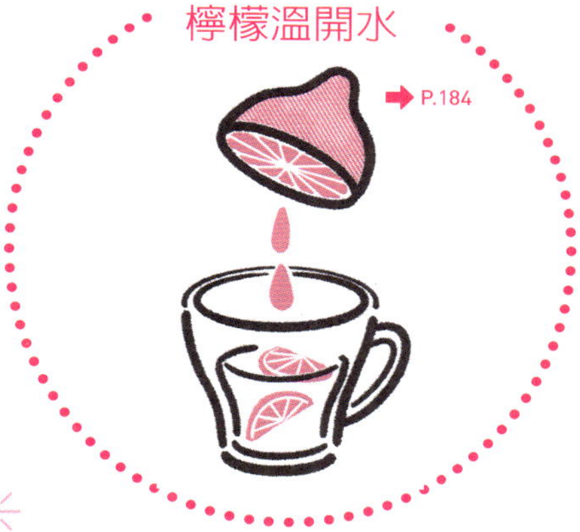

然而，反過來說，只要改變飲食習慣，就能夠遏制血管老化。

例如，減少攝取醣類，增加蛋白質和膳食纖維的攝取，進食時細嚼慢嚥，早晨喝一杯檸檬溫開水，酒類選擇燒酎並適量飲用。（飲酒切勿過量，建議可與醫生討論）

僅僅這些改變，就能讓血管更加強壯、更有活力。

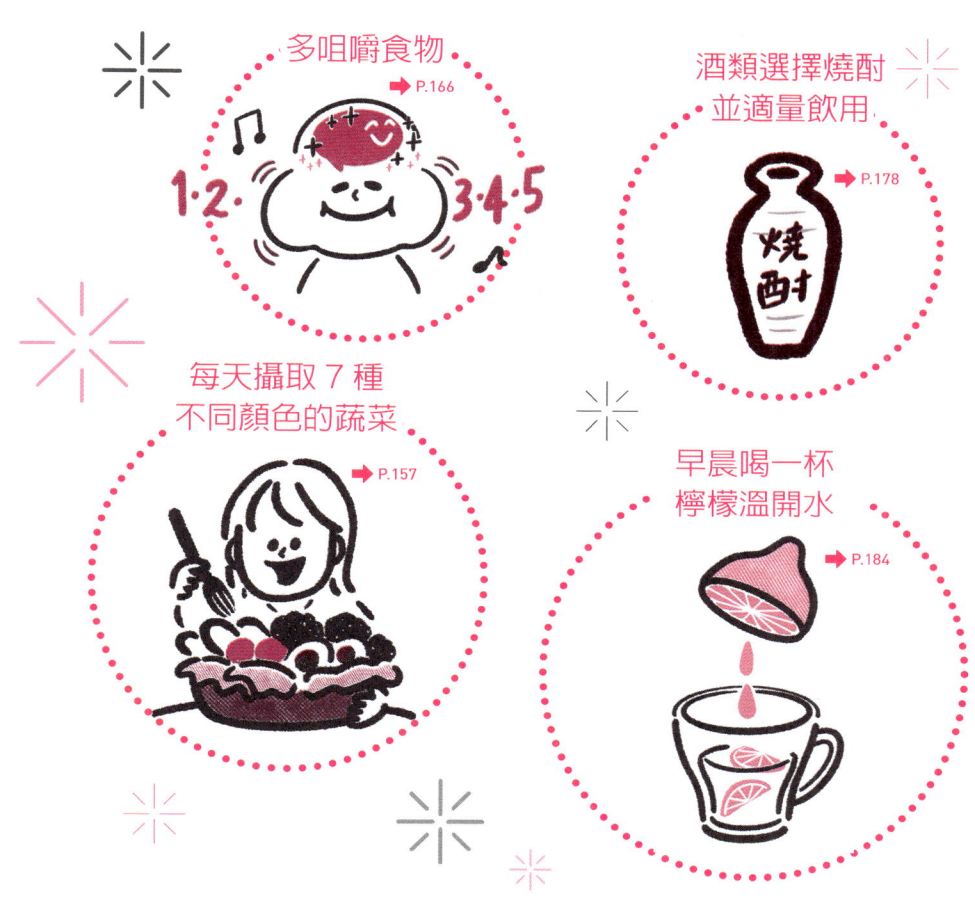

健康程度！

如果符合以下
任何一項，就要
特別注意

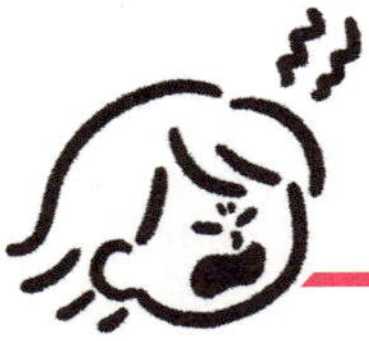

身體不適篇

- 頭痛
- 心悸 呼吸急促
- 容易疲勞
- 身體沉重
- 恍神
- 口渴
- 體重 突然變輕
- 容易焦躁
- 手腳冰冷

你的血管可能已經受損了！?

檢查血管的

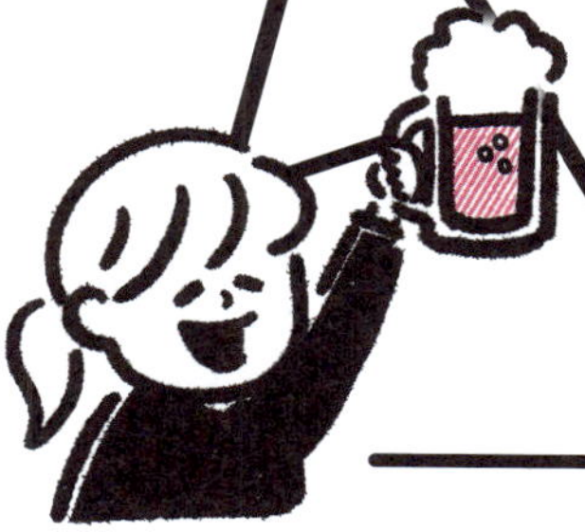

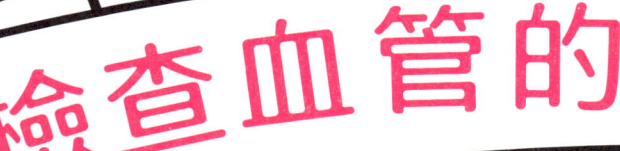

生活習慣篇

- 喜歡油炸食物
- 經常吃肉
- 主食是碳水化合物
- 每天吃甜食
- 不吃蔬菜
- 經常喝果汁
- 吃飯速度快
- 有肥胖傾向
- 睡眠不足

前言

如果想要常保健康，應將血管保健視為生活中的首要考量

我想詢問一個問題：「你的血管算是強健的血管嗎？」

即使有人這樣詢問，你可能也從未想過這個問題。然而，強化血管對於維持我們的健康來說，可以說是最重要的課題之一。

在過去的二十年裡，我一直在急診室工作，專門負責循環系統，特別是心臟病的急救治療。因此，我遇到了許多心臟病的急診患者。心肌梗塞作為一種典型的心血管疾病，其可怕之處在於它「可能會毫無預兆地突然發作」。一些健康檢查結果全為「A」，理應沒有任何問題的人，也有可能某天突然心肌梗塞。我目睹過無數次這樣的情景，也有許多人因為心肌梗塞而喪命。

「昨天還很健康的那個人，為什麼今天就突然離世？」

正如這句話所表達的，有時外表看似健康的人可能會突然喪命。我們必須了解血管疾病就是如此可怕的疾病。血管疾病在病情尚不嚴重的情況下，檢查時不

會顯示異常，也不會出現明顯症狀。一般健康檢查經常會忽略這些問題。希望大家能了解，「我定期接受健康檢查，所以沒問題」的想法並不足夠。也許此刻，你的血管已經變得脆弱不堪。

因此，我們必須意識到血管保健的重要性。

同時，也應專注於打造強健的血管。

那麼，在日常生活中我們應該如何強化血管？需要注意哪些方面呢？本書將具體且有條理地介紹這些方法。

書中將介紹血管老化的機制、強化血管的原理、能夠恢復血管健康的營養素與食材的介紹，並提供以這些食材為基礎的食譜和具體的飲食方法，此外，還會探討血管老化可能引發的可怕疾病，內容十分豐富。

不妨從今天開始著手打造強健的血管。

讓我們一起透過血管延長健康的壽命吧！

杉岡診所院長、醫學博士

杉岡充爾

CONTENTS
目錄

第2章 恢復血管功能！最強營養&食材

恢復血管功能的最強食材！

第3章 改善讓你擔心的症狀！強健血管的食譜

降低膽固醇！低脂肪食譜

預防高血壓！減鹽食譜

降低血糖值！低醣食譜

第4章 利用小訣竅讓血管變強壯！驚人的飲食方法

第5章 忽視血管老化非常危險！深入了解血管醫學

本書使用方法

• 第 3 章食譜頁面 •

列出每份成品的熱量（kcal）、膳食纖維分量、脂肪分量、醣類分量和鹽分含量（g）。

介紹預期效果和料理的重點。

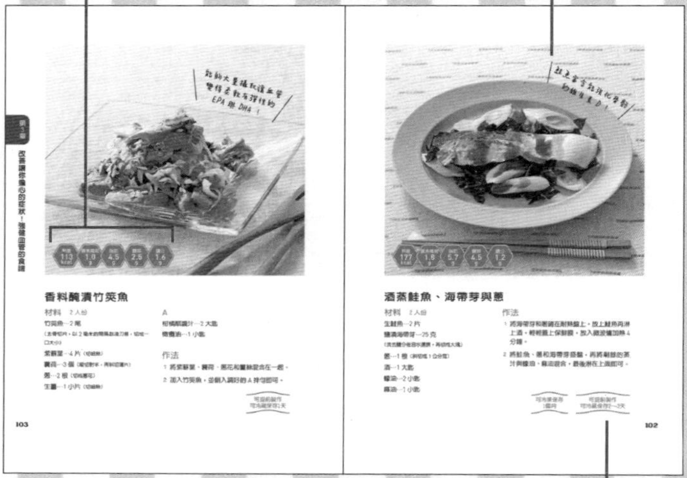

可以提前製作的料理，會以圖示表示冷凍、冷藏及保存期限。

關於食譜的標示

- 計量單位的標示為 1 杯＝ 200ml、1 大匙＝ 15ml、1 小匙＝ 5ml。
- 材料的分量是根據標示的人數來計算的。
- 微波爐使用的是 600W 的機型。如果是 500W，請將加熱時間延長 1.2 倍。
- 除非特別說明，蔬菜應事先完成清洗、去皮、去除蒂頭和種子，以及清除菇類根部等備料工作後，再進行後續步驟。
- 營養計算是根據〈日本食品標準成分表 2020 年版（第八版）〉（日本文部科學省科學技術、學術審議會資源調查分科會報告）進行的。

使用本書的注意事項

營養補充品是健康輔助食品，不能保證一定有效，過量攝取可能會導致身體不適或副作用。請遵照標示的使用注意事項正確服用。若平時有服用藥物或對健康有疑慮，請務必諮詢醫師或藥劑師。

第1章

改變飲食就能讓身體變健康！強健血管的原理

血管是將營養運送至全身的管道。受損的血管無法運送營養。首先應了解導致血管受損的原因。

血管是將營養運送至全身的管道

動脈將氧氣和營養運送至全身，而靜脈則負責回收不需要的老舊廢物

提到血管的功能時，你會想到什麼呢？血液負責運送我們身體細胞所需的氧氣和營養素，同時回收老舊廢物並運回心臟。血管就是這些血液通過的通道。血管可分為動脈、靜脈和微血管，所有血管加起來的長度約為十公里。

動脈負責將含有氧氣和營養素的血液從心臟運送至全身；靜脈則負責將不需要的老舊廢物從全身運回心臟。微血管則連接動脈與靜脈，將氧氣和營養素運送到細胞，同時接收老舊廢物。

為了將營養素運送至全身，血管必須具備彈性和柔韌性，因為血管在運送血液的過程

血管健康，全身也健康！

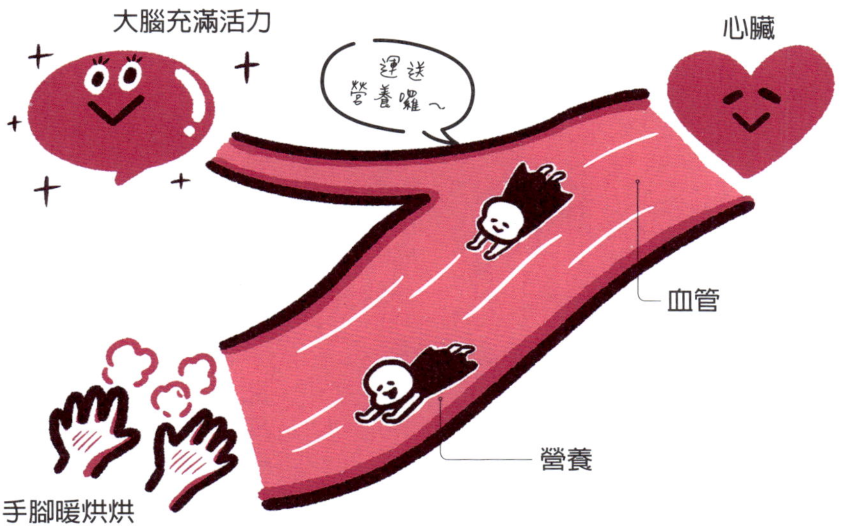

血管的作用是將生存所需的營養素運送至全身。如果血管健康，就能將營養素運送到身體的每一個角落。

中會隨著需求變粗或變細。

血管本來就具有彈性和柔韌性，但隨著年齡增長和不均衡的飲食習慣，血管會變得僵硬。硬化的血管無法正常運送血液，使得血液難以遍布身體的每個角落。

此外，當血管變硬時，血液流動會對血管壁造成負擔並使其受損。正常情況下，血管的修復功能會啟動，幫助修復受損部位。然而，如果血管老化，修復功能也將難以發揮作用。這些損傷還會導致動脈硬化（→P.212），最終的結果便是「血管堵塞」。

如果血管不健康，攝取優質食物也無濟於事

我們吃進去的食物會經由消化酵素分解，從口腔運送到食道、胃、小腸、大腸等器官。分解後的營養素會進入血液，並儲存於肝臟中。當身體需要時，這些營養素會從肝臟釋放，隨著血液運送到全身各處。

換句話說，當血管變硬時，即使攝取再好的營養，也無法順利運送到全身。而且，血管一旦變硬，就很難恢復原狀。因此，我們必須採取措施來遏制血管硬化，維持其柔韌性以便順利運送血液，並強化血管功能。

醫師的金句

強化血管的三大功效

❶ＮＯ ❷修復功能 ❸清澈流暢的血液

健康血管的三大定義

什麼樣的狀態才稱得上是健康的血管呢？具體而言，以下三點可作為「好血管」的定義。

①具備彈性，能夠充分擴張（變寬）

②血管內的損傷（如微小裂痕）修復能力強

③血液保持清澈流暢的狀態，不易凝結成塊

為了增強①的血管擴張力，關鍵因素是ＮＯ，也就是「一氧化氮」。

血管是由外膜、中膜和內膜三層結構所組成，而內膜的內側由血管內皮細胞覆蓋。ＮＯ從這些血管內皮細胞釋放出來，並維持血管的正常收縮與擴張。換言之，ＮＯ是一種強效的「血管擴張物質」。

除此之外，NO還具有多種作用。

・防止血栓形成，使血液順暢流動
・防止血管氧化（→P.37）
・抑制斑塊（→P.38）的形成
・抑制血管發炎（→P.43）

強化血管的關鍵
在於血管能夠釋放多少NO

隨著年齡增長，身體內的NO生成量會逐漸減少，這會導致血管彈性降低。這樣一來，血液變得不易流動，就容易形成血栓，同時抗發炎和抗氧化的作用也會減弱，進而加速血管老化。

老化的細胞最終會死亡，而死亡的

血管能夠收縮與擴張是至關重要的一件事

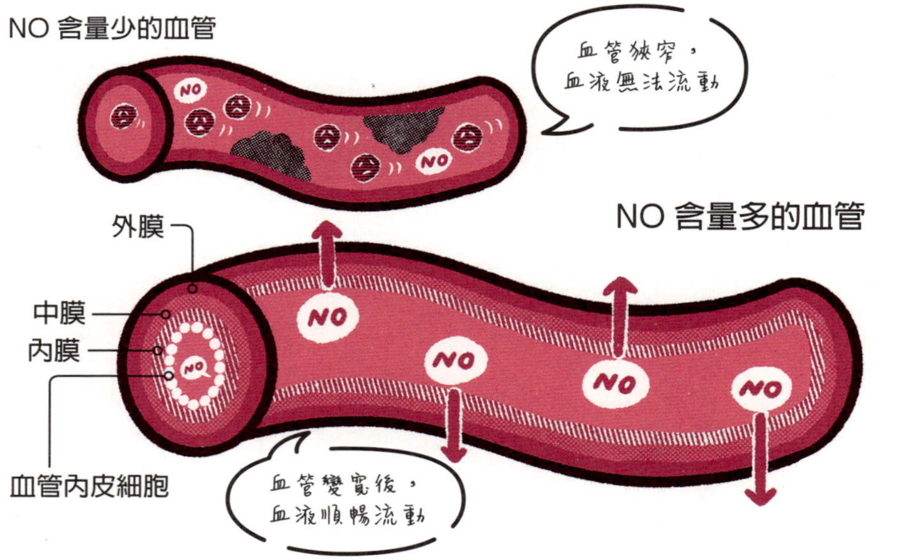

NO 含量多的血管柔軟，能夠有效地擴張與收縮。

細胞將無法再生。

換句話說，我們必須在細胞老化之前採取措施。而關鍵就在於ＮＯ。為了促進ＮＯ大量地生成，積極攝取作為ＮＯ生成基礎的胺基酸和蛋白質是至關重要的。

至於②的血管修復力，其關鍵在於「脂聯素」（→P.57），這是一種由體內脂肪細胞分泌的荷爾蒙，具有修復血管內部損傷的功能。

除了①和②之外，保持血液清澈流暢也是關鍵。這三者的正常運作對於維持血管健康是不可或缺的。

醫師的金句

如果生活習慣紊亂，血管很快就會受損

生活習慣的紊亂會引發嚴重的心血管疾病

你聽過「代謝症候群（Metabolic Syndrome，簡稱為「Metabo」）骨牌效應」這個說法嗎？代謝症候群是指除了內臟脂肪的堆積外，還伴隨著空腹時的高血糖和血壓上升的狀態，這通常源於生活習慣的紊亂。而「代謝症候群骨牌效應」指的是從生活習慣紊亂等小原因開始，如同骨牌遊戲一樣，接連引發代謝症候群、糖尿病等生活習慣病，最終可能導致心臟病或中風等嚴重疾病。

日積月累的不良習慣會逐漸侵蝕血管

骨牌效應的起點是生活習慣的紊亂。換句話說，人不會突然之間就罹患重病。抽菸、酗酒、不均衡的飲食、缺乏運動等生活習慣的紊亂，會成為誘發多種疾病的危險因子。

身體會像骨牌倒下一樣逐漸變差

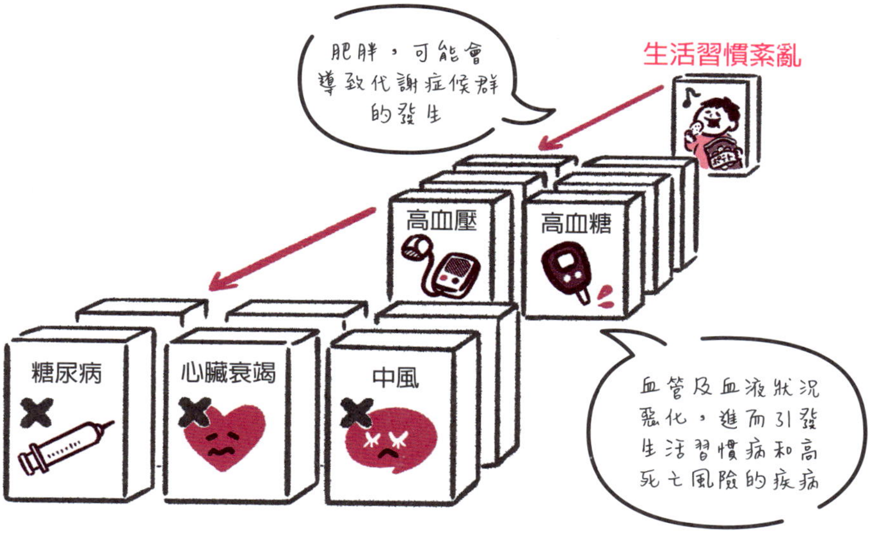

生活習慣紊亂最終可能會導致嚴重的心血管疾病。改善生活習慣是強化血管的第一步。

此外，當我們觀察高血壓和血脂異常等生活習慣病時，可以發現這些疾病大多是因為血管堵塞或破裂等血管及血液狀況惡化而引起的。

儘早擺脫代謝症候群骨牌效應

要擺脫代謝症候群骨牌效應，保持血管健康至關重要。而且越早採取對策越好。因為血管一旦老化，就無法恢復原狀。如果等到接近骨牌效應的終點才開始強化血管，便為時已晚。我們應該在血管堵塞或破裂之前採取行動。

首先，應避開血管的四大敵人，即「氧化（→P.37）」、「糖化（→P.40）」、「發炎（→P.43）」和「壓力（→P.46）」。

此外，從骨牌效應的角度來看，應在肥胖問題發生之前就開始改善生活習慣，這是非常重要的一環。

如果能夠改善生活習慣，血管將會變得更強健，未來也能避免心肌梗塞、腦梗塞等致命疾病的發生。

醫師的金句

血管老化的四大原因

❶氧化

氧化會使血管生鏽，提高動脈硬化的風險

我們的身體利用吸入的氧氣來燃燒飲食中的營養素，進而產生能量。在這個過程中，會產生一種稱為「活性氧」的物質。活性氧雖然有好的一面，例如能對抗入侵體內的病毒和細菌，但如果產生過多，則會打破體內的抗氧化功能平衡，導致身體承受強烈的氧化壓力。這樣一來，活性氧會損傷自身的細胞，使細胞氧化。氧化不僅會使身體老化，還會對血管造成損害。

血液中除了紅血球、白血球和血小板之外，還含有膽固醇。

提到膽固醇，許多人認為它是導致動脈硬化的原因。然而，並非所有膽固醇都是有害的。真正有害的是LDL膽固醇（低密度脂蛋白膽固醇，俗稱壞膽固醇）經過氧化後形

氧化＝血管生鏽

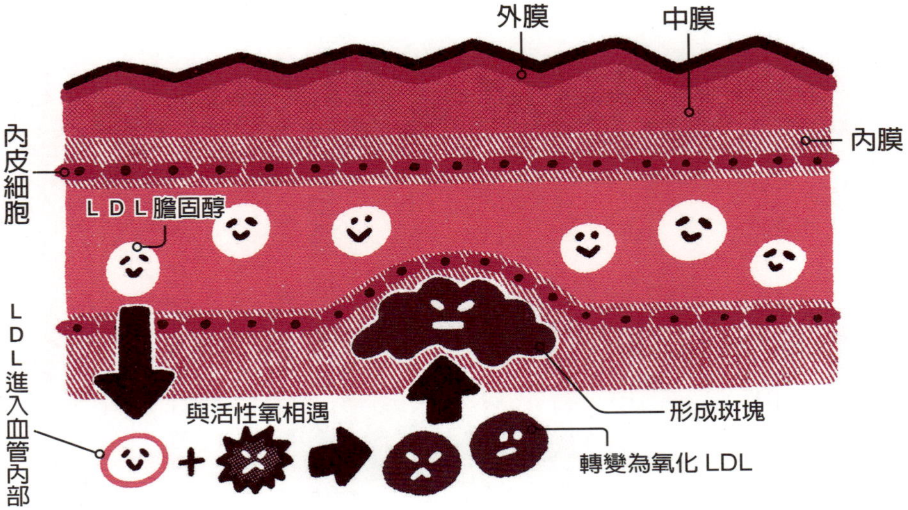

可以將斑塊想像成一團脂肪。它在血管壁中形成，破裂後就會形成血栓。

成的「氧化ＬＤＬ」。

當ＬＤＬ過量時，它會進入血管內，並與活性氧相遇進而氧化，轉變為氧化ＬＤＬ。氧化ＬＤＬ會在血管壁中形成「斑塊」，導致血管生鏽受損。

抗氧化效果顯著的是維生素類和輔酶Q10

為了防止血管生鏽，最重要的是減少血液中的ＬＤＬ含量，並攝取具有高抗氧化力的食材，以清除活性氧。

我們的身體構造非常精巧，在體內擁有一套防止細胞氧化的抗氧化網絡系統。為了讓這個系統有效運作，維生素Ａ、Ｃ、Ｅ扮演了重要角色。此外，輔酶

Q10和α-硫辛酸也具有強大的抗氧化作用。透過食品或營養補充品攝取這些營養素，可以有效防止氧化。

另一方面，食品中的色素和防腐劑會使身體氧化。在現代飲食中，要完全避免這些成分非常困難。因此，如何在攝取後將其排出體外也是一個重要課題。

醫師的金句

血管老化的四大原因

❷糖化

糖化產生的ＡＧＥ無法被清除

糖化是指體內的蛋白質與糖結合，形成一種名為「糖化蛋白質」的物質。糖化現象也被稱為「身體的焦化」。當糖化發生時，體內會產生名為「ＡＧＥ」的物質。ＡＧＥ與氧化ＬＤＬ一樣，會滲入血管壁中形成斑塊，阻礙血管內皮細胞的功能，並引起發炎反應。ＡＧＥ與可以透過抗氧化物質清除的活性氧不同，ＡＧＥ無法被清除。因此，關鍵在於如何避免在生活中增加ＡＧＥ的生成。

避免增加ＡＧＥ的祕訣

①避免高血糖

高血糖是指血液中的糖分過多。當糖化作用加劇，ＡＧＥ會快速增加並對血管造成損

當體內的糖分過剩時，會產生 AGE

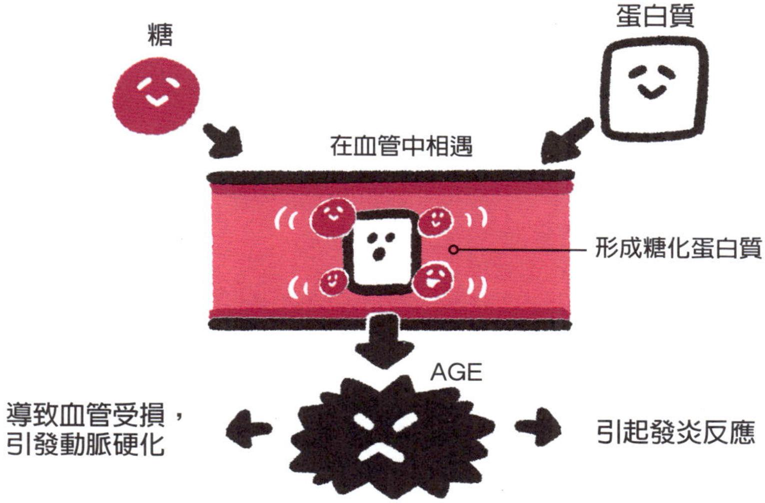

當糖分攝取過量時，糖會附著在蛋白質上，使蛋白質發生糖化反應，進而產生 AGE。

傷。會使血糖值升高的食物即為醣類。尤其是在空腹時突然攝取醣類，會迅速生成ＡＧＥ。因此，請避免一口氣攝取大量醣類。

避免增加ＡＧＥ的祕訣

②避免含ＡＧＥ的食物

ＡＧＥ也存在於食物中。尤其是食材加熱後產生的焦化部分，溫度越高，ＡＧＥ的生成量也越多。以一塊雞肉為例，據說炸雞所含的ＡＧＥ是燉煮或水煮雞肉的十倍。

避免增加AGE的祕訣

③減緩血糖值的上升

先吃蔬菜、海藻等富含膳食纖維的配菜，接著吃肉類、魚類等蛋白質，最後再吃米飯等碳水化合物，這樣可以防止血糖值急遽上升。如果從吃蔬菜到碳水化合物的間隔時間超過十五分鐘，效果會更加顯著。

此外，即使是相同種類的碳水化合物，與白米和白麵包相比，糙米和全麥麵包等未經高度精製的食物，能使血糖值上升得較為緩慢。

醫師的金句

血管老化的四大原因 ❸ 發炎

如果長期持續發炎，血管會變得脆弱，容易引發動脈硬化

發炎是指入侵體內的有害物質與細胞（巨噬細胞）戰鬥，在體內出現類似「火災」的狀態。發生發炎反應時，該部位會紅腫或疼痛。

發炎反應可能發生在身體的各個部位。例如，感冒發燒是因為感冒病菌與白血球戰鬥引發了發炎反應；皮膚炎、肺炎等也是因為皮膚或肺部發炎所引起。此外，當血液衝擊血管時，血管壁會受損，進而引起發炎反應。如果發炎狀況迅速消退，血管的修復功能就會啟動，但若長期持續發炎，正常細胞數量就會減少，血管內部會呈現焦土般的狀態。如果放任不管，最終可能導致動脈硬化或形成血栓。

發生發炎反應時，血管會呈現焦土般的狀態

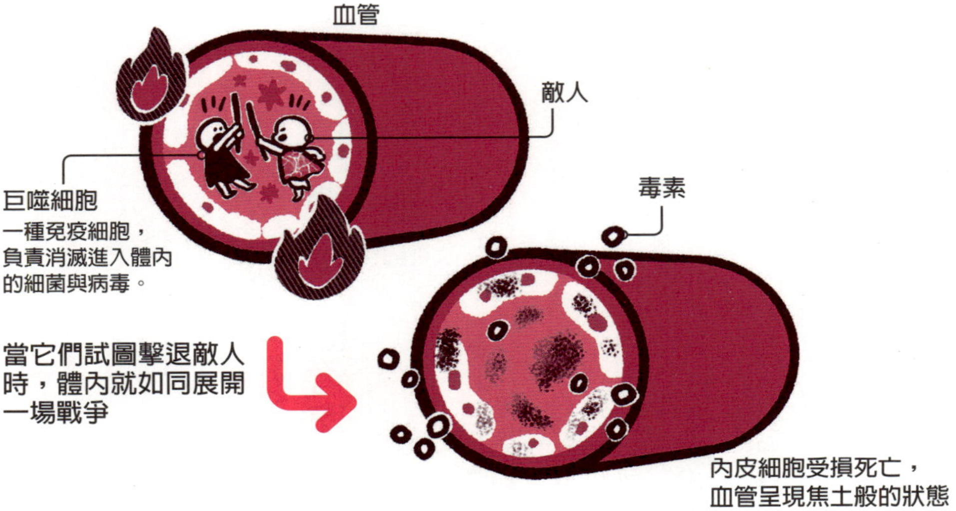
血管
敵人
巨噬細胞
一種免疫細胞，
負責消滅進入體內
的細菌與病毒。
毒素
當它們試圖擊退敵人
時，體內就如同展開
一場戰爭
內皮細胞受損死亡，
血管呈現焦土般的狀態

如果發炎反應持續，正常細胞的數量會減少，血管內部變得破損不堪。血液和營養都無法順利運送，毒素甚至可能滲漏到血管外。

發炎的程度可以透過血液檢查中的CRP（C-反應蛋白）項目來測量。其基準值為0.30mg/dL以下，當體內出現發炎反應或組織細胞受損時，該數值就會上升。

為了抑制發炎，攝取油脂（脂肪）是有效的方法。脂肪是包覆細胞的膜（細胞膜）的成分。血管內皮細胞的表面也是由油脂構成的，這些油脂有助於保護血管。

為了保護血管，建議攝取青魚等食物，其所含的EPA或DHA，以及亞麻仁油、荏胡麻油等「Omega3類」（→P.75）的油脂。這些油脂不僅能保

護血管，還能有效抑制全身的發炎反應。

注意避免過量攝取Omega6類的油脂

相反地，會引發發炎反應的是沙拉油、玉米油和麻油等「Omega6類」的油脂。這類油脂也大量存在於加工食品中。然而，無論是Omega6類還是Omega3類，都是人體所需的必需脂肪酸。雖然需要注意避免過量攝取Omega6類的油脂，但也不建議完全不攝取。**最近的調查顯示，依照一比二的比例，攝取Omega6類和Omega3類的油脂，能夠降低因心臟病致死的風險。**

此外，洋芋片和薯條中含有大量Omega6類的油脂，且具有氧化作用，還含有AGE，因此最好避免食用這些食物。

醫師的金句

血管老化的四大原因

❹壓力

心理與身體的壓力會使血管受損

我們每天都面臨著各種壓力。不僅有來自心理上的壓力，例如焦慮、憤怒，還有來自身體的壓力，例如睡眠不足或過勞。這些日常持續承受的壓力稱為「慢性壓力」，是導致血管受損的原因。

當我們承受壓力時，構成自律神經系統的神經中，有助於提升活動力的「交感神經」會占據主導地位。在交感神經活躍期間，身體會持續處於緊張狀態，全身會無意識地緊繃，血管也因為強烈收縮而變得更狹窄。由於血液需要流經這些狹窄的血管，血壓也會隨之上升。

當血液在高壓狀態下持續流動時，血管壁容易受損。換句話說，當我們處於壓力之中，

血管容易受到壓力的影響

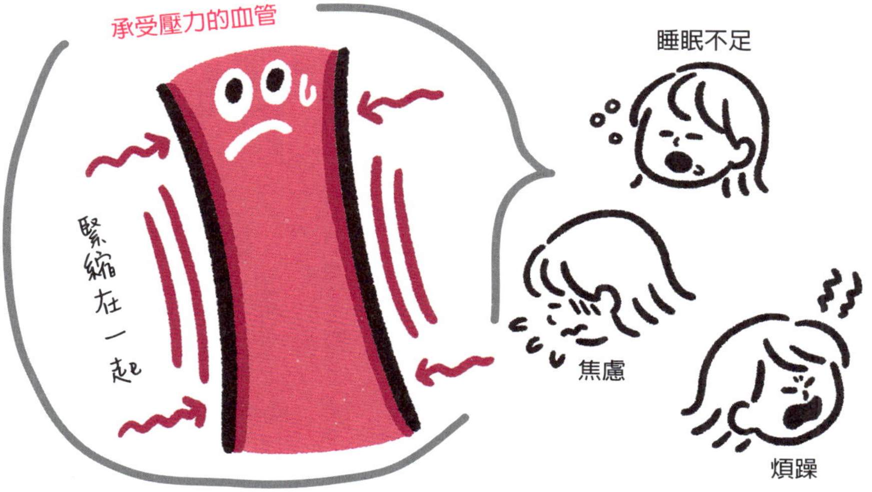
承受壓力的血管
緊縮在一起
睡眠不足
焦慮
煩躁

面臨睡眠不足、焦慮或煩躁等慢性壓力時，血管也會因此受到壓力，變得脆弱不堪。

血管就會持續受損。最終，修復速度趕不上受損的程度，便可能引發動脈硬化。

此外，為了將血液持續送至全身，心臟必須使力將血液推送至狹窄的血管，這也會使心跳加速。

為了擁有健康的血管，不僅要防止氧化、糖化和發炎，避免壓力同樣至關重要。

採取放鬆與增加NO的生活方式

自律神經系統中，除了交感神經之外，還有副交感神經。當副交感神經占據主導地位時，身體會進入放鬆狀態，使血管更容易變寬。因此，為了緩解血管壓力，最重要的就是讓副交感神經充分發揮作用。

副交感神經在我們睡眠或沐浴等放鬆狀態下會處於優勢。深呼吸或多笑也是有效的放鬆方式。

此外，ＮＯ（→P.31）也具有緩解血管壓力的效果。先前提過慢性壓力對血管有負面影響，但「急性壓力」，如輕微運動則能增加體內ＮＯ的含量。建議大家每天進行二十分鐘左右的健走或運動，便能達到這個效果。

醫師的金句

維持健康血管的關鍵在於紅血球的柔軟性

健康的血液指的是「容易流動的血液」

要保持血管健康，血液的狀態也非常重要。通常我們形容健康的血液為「清澈順暢的血液」，這是指紅血球具有柔軟性，血液能順暢地流經細小的微血管。

那麼，「不健康的血液」是什麼樣的狀態呢？這指的是「流動不順暢的血液」。例如，攝取過多醣類、油炸食物或油膩食物，導致血液中的ＬＤＬ（壞膽固醇）和中性脂肪（脂類）增加，使血液變得黏稠。

流動不順暢的血液會傷害血管

當血液中的脂肪增加時，紅血球會變硬，導致血液在細小的血管中流動困難。

攝取過量的醣類和脂肪會導致血液黏稠

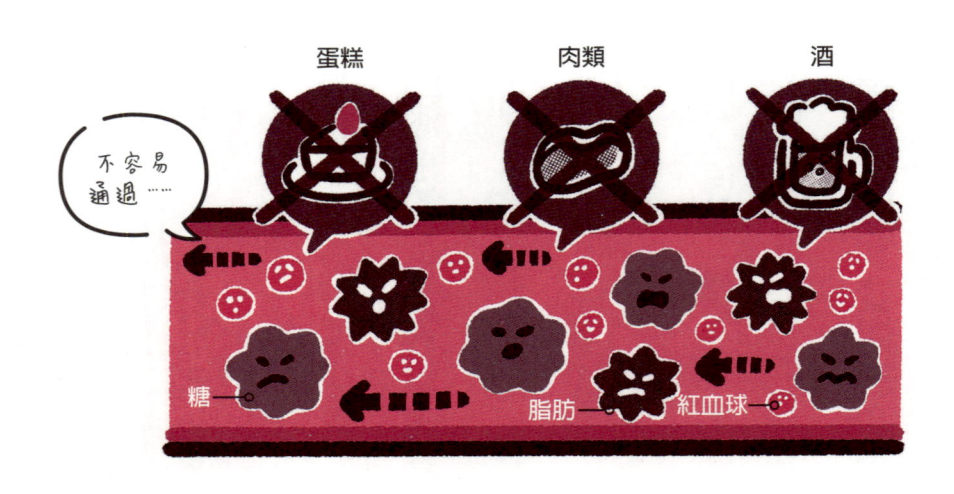

攝取越多甜食或脂肪多的肉類或飲酒，血液就會變得越黏稠。

而且，若因壓力導致血管容易受損，想要修復血管時，血小板會聚集在傷口周圍，使血液的流動停滯。

此外，當LDL（壞膽固醇）滲入傷口時，會在血管壁內被氧化或糖化，形成斑塊，進而使血管變得狹窄或脆弱。

因此，血液狀態的變化也會加速血管老化。

透過食物和運動來獲得清澈流暢的血液

要讓血液順暢流動，首先必須改善飲食習慣。減少醣類和脂肪的攝取，並多攝取有助於血液順暢流動的食物。例如，青魚中含量豐富的DHA或EPA、納豆、醋、多酚、昆布或海帶芽中含量豐富的海藻酸，以及具有強大抗氧化作用的維生素E和維生素C等等。

此外，多喝水也非常重要。血液中的水分減少也是導致血液流動不順暢的原因之一。當水分減少時，血液中的紅血球數量會增加，導致血液流動停滯。

不過，水分本身無法讓紅血球變得柔軟，因此並非解決血液黏稠的根本方法，請務必記住這一點。

醫師的金句

貧血也會導致血管阻塞──「心腎貧血症候群」

貧血不僅會引發暈眩或起身時頭暈，還會導致多種疾病

貧血通常會引發暈眩或起身時頭暈，並對血管造成嚴重影響。

多數貧血是由於體內鐵質不足。血液中的鐵負責運送氧氣並回收二氧化碳。如果鐵質不足，身體便無法運送足夠的氧氣。為了彌補這個不足，心臟會加倍努力反覆收縮，試圖運送更多血液。結果不僅會導致高血壓，還可能使心臟肌肉增厚，進而引發心臟肥大。

鐵質不足導致的貧血

那麼，貧血是如何發生的呢？其一是血液中的鐵質不足，這會導致血液中的紅血球所含的血紅素（Ｈｂ）含量下降，這是造成貧血的主要原因。血紅素的基準值為男性 13.0～

貧血時，心臟就必須更加努力地運送血液

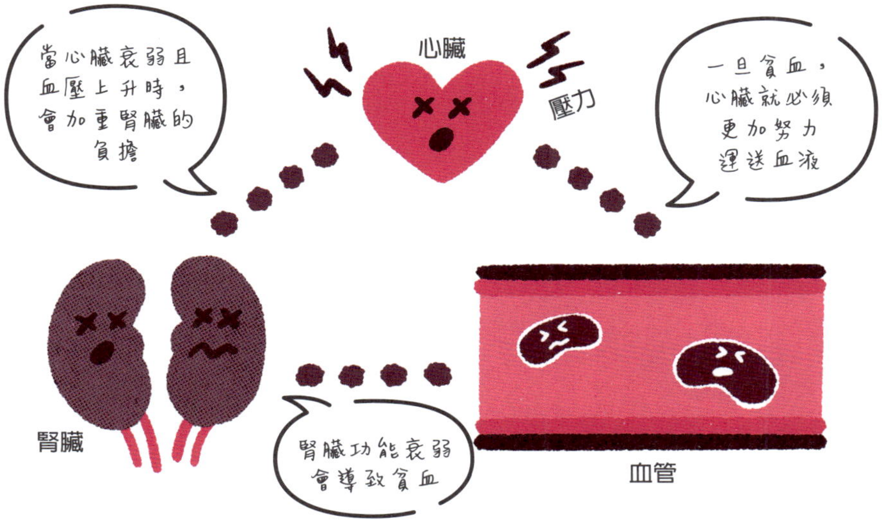
當心臟衰弱且
血壓上升時，
會加重腎臟的
負擔
心臟
壓力
一旦貧血，
心臟就必須
更加努力
運送血液
腎臟
腎臟功能衰弱
會導致貧血
血管

腎臟功能下降會導致貧血，而貧血則會加重心臟的負擔。這種心臟、腎臟與貧血之間互相影響的關係，稱為「心腎貧血症候群」。

16.6g/dL，女性 11.4 ~ 14.6g/dL。若低於此範圍，則可能有貧血的風險。

另一個原因是，被蛋白質包覆的儲存鐵不足，即「鐵蛋白」不足。由於一般醫療機構進行的血液檢查中，通常只會檢查血紅素的數值，因此難以發現鐵蛋白不足的情況。由於這種原因，鐵蛋白不足所引起的貧血也被稱為「隱性貧血」。

腎臟問題也可能引起貧血

有些貧血是由腎臟問題引起的。腎臟負責製造「紅血球生成素」，這是一種能促進血液生成的荷爾蒙。如果腎臟功能衰弱，這種荷爾蒙的分泌

就會減少，進而導致貧血。除此之外，缺乏維生素B12或葉酸也可能引發貧血。

這種心臟、腎臟與貧血之間互相影響的關係，稱為「心腎貧血症候群」。

一般印象中，貧血以女性居多，但男性也可能貧血。由於人體無法自行生成鐵質，因此必須從食物中攝取。建議每天至少攝取約十毫克的鐵質，作為日常目標。

醫師的金句

血管老化從二十幾歲開始透過抗氧化與排毒來打造強健血管

血管的老化速度因人而異，且在無自覺症狀的情況下悄然進行

血管老化是指因氧化、糖化、發炎或壓力等多種因素，導致血管壁失去彈性，變得僵硬脆弱。血管老化會引發動脈硬化。動脈硬化是經過長年累月逐漸進行的過程，大多沒有明顯的自覺症狀，可能突然形成血栓，導致血管堵塞，進而引發重大疾病，這也是其可怕之處。

許多人認為血管老化是高齡者才會遇到的問題。然而，血管老化的速度因人而異，血管年齡未必與實際年齡相符，而且男女之間也存在差異。

以女性而言，女性荷爾蒙（雌激素）有助於維持較低的膽固醇數值，並抑制發炎，

攝取能強化血管的食物吧

打造強健的血管
綠花椰菜
菠菜
生薑
黃豆
番茄
香蕉

能夠防止氧化、糖化、發炎的代表性食材包括綠花椰菜、生薑、番茄、香蕉以及菠菜等等。建議攝取抗氧化力較高的食材。

因此動脈硬化大多從五十幾歲左右開始。相對於此，男性則從四十幾歲左右開始。因此，男女平均壽命相差十年也是有其道理的。而有些人甚至在二十幾歲時就會出現動脈硬化的跡象。

防止血管老化的祕訣是攝取好的食物並排出有害物質

為了防止血管老化，最重要的是攝取能強化血管的食物，並將體內的有害物質進行排毒。

強化血管的飲食指的是攝取不會引起氧化、糖化或發炎的食物（請參考第二章）。

排毒是指將有害物質排出體外。我

們的身體內有腸道、腎臟、肝臟等排毒器官。其中，腸道尤為重要，它不僅能將多餘的物質以糞便形式排出，還能透過腸道內的免疫細胞防止外部有害物質的入侵。此外，肝臟具有解毒功能，能處理進入體內的有害物質。

最強效的排毒物質是由脂肪細胞分泌的脂聯素。它能夠清除附著在血管上的廢物，並修復受損的血管。然而，如果內臟脂肪增加，脂聯素的分泌量便會減少，因此關鍵在於保持適當體重，不要變胖。此外，攝取黃豆等能增加脂聯素的食物也非常有效。

column 1

這些食材會加速血管老化！最好避免攝取有害物質

強化血管的重點在於：①攝取好的食物，②排出有害物質。如果想要快速預防血管老化，避免攝取有害物質也是一個有效對策。有害物質的代表就是化學物質，其中最具代表性的便是香菸。在食物方面，速食和超商食品也是如此，這些食物通常含有大量的添加物。

零食或軟性飲料也一樣，會使血管變得脆弱不堪。而且這些食物幾乎不含人體所需的營養素，卻熱量極高，容易造成肥胖。之前已經提到，肥胖會減少體內排毒物質「脂聯素」的分泌。

以下整理了應該避免的食品，請務必作為參考。

應該避免食用的食品

- 白砂糖：西式點心、冰淇淋、軟性飲料等等
- 反式脂肪酸：牛肉、西式點心、人造奶油、油炸食物等等
- 亞麻油酸：沙拉油、美乃滋等等
- 精緻碳水化合物：白米、使用麵粉製成的麵包或烏龍麵等等

第2章

恢復血管功能！最強營養&食材

本章將介紹有助促進血管健康的食物和營養素。大量攝取優質營養，打造健康的血管吧。

醫師的金句

注重攝取完整食材的「全食物」概念

營養均衡比盲目攝取營養更為重要

聽到「某種食物對身體有益」時，往往會讓人只想吃這一種食物。然而，無論多麼好的食材，長期大量攝取同一種食物，實際上並沒有太大意義。

人體每天所需的營養素分量基本上是固定的。因此，超過身體所需的攝取量，最終也會以糞便或尿液的形式排出體外。此外，過量攝取特定食材反而對身體有害。最重要的是保持營養均衡。

所有營養素互相合作支撐著我們的身體

碳水化合物（醣類與膳食纖維）、蛋白質、脂肪、維生素和礦物質合稱為「五大

攝取完整的營養素

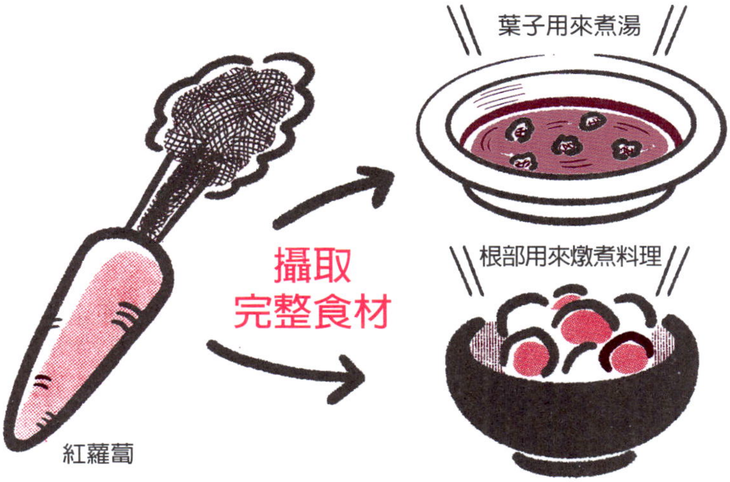

蔬菜的根部和葉子都含有營養。葉子可以用來煮湯，根部則可用於燉煮或製作咖哩等料理，將整顆蔬菜一起烹調食用，就能攝取多種營養。

營養素」，近年來還加上植化素（Phytochemicals，植物特有的成分），稱為「六大營養素」。

其中，碳水化合物（醣類）、蛋白質、脂肪是身體能量來源，也作為身體組成的材料。維生素與礦物質則幫助新陳代謝，調整身體機能。由此可見，所有營養素都各司其事，彼此協助支撐著我們的身體。換句話說，並不存在「只要攝取這種營養素就足夠」的情況，所有的營養素都同樣重要。

最快速的方法就是直接攝取完整食材

因此，推薦的做法是「全食物」概念，即食用完整食材。

舉例來說，未經精製的糙米或全麥麵粉，不僅含有醣類，還含有維生素、礦物質和膳食纖維等人體所需的營養素。此外，平時被丟棄的蔬菜皮等蔬菜殘渣中也富含維生素、膳食纖維，以及具有高抗氧化作用的植化素等等。完整攝取這些食材，不僅可以減少浪費，還能均衡攝取各種營養。

醫師的金句

最強營養❶「蛋白質」打造柔軟血管的

具有強大作用的蛋白質是維持健康血管的關鍵

蛋白質不只是能量來源，還是構成器官、肌肉、血管、血液等身體各部位的材料。優質的蛋白質能讓血管更加柔軟，有助於預防高血壓、中風以及失智症。

尤其是大豆蛋白質還具有增加脂聯素的作用（→P.57）。脂聯素也具有抗發炎和抗氧化作用，是保護血管的強大助手。

此外，蛋白質在體內分解後會轉化成名為「胺基酸」的成分。胺基酸種類繁多，其中之一的「離胺酸」能強化血管，而「精胺酸」與「瓜胺酸」則有助促進NO（→P.31）的生成。

蛋白質有助於血管的形成

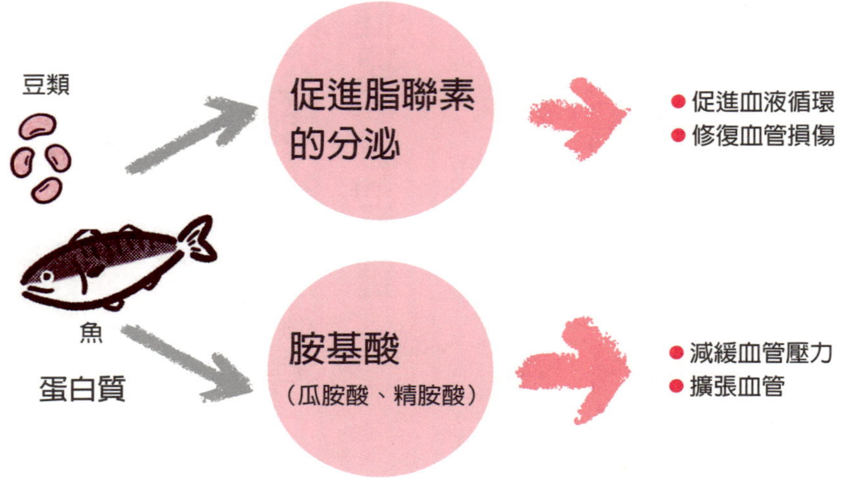

蛋白質有助於血管擴張及修復損傷。關鍵在於同時攝取體內合成所需的營養素。

膠原蛋白同樣屬於一種蛋白質。膠原蛋白以保持皮膚的緊緻與彈性著稱，但它同時也是構成血管壁的成分，還能防止動脈硬化，並修復受損的血管。

膠原蛋白在體內合成時需要鐵質和維生素C的協助。因此，攝取膠原蛋白時，建議同時攝取鐵質和各類維生素。

抑制交感神經作用的動物性蛋白質

蛋白質的作用不僅如此。

蛋白質可分為肉類或魚類中含有的動物性蛋白質，以及黃豆等植物中含有的植物性蛋白質。動物性蛋白質中的「牛磺酸」和「甲硫胺酸」具有抑制交感神經（→P.46）的作用，進而減少血壓上升和心跳加速等反應，並促進排出導致動脈硬化的LDL（壞膽固醇）。

然而，富含動物性蛋白質的食物也含有較多脂肪，因此要注意攝取過量的問題。

由此可見，蛋白質不僅能擴張血管，增強血管的韌性及修復傷口，還有抑制交感神經的作用，是一種強大的營養素。

醫師的金句

最強營養❷有效防止氧化的「維生素ACE（維生素王牌）」

維生素ACE（維生素王牌）是抗氧化網絡的核心

維生素是具有強大抗氧化作用的營養素。尤其以維生素A、C、E的效果最為顯著，因其強大的抗氧化能力，這三種維生素被稱為「維生素ACE（維生素王牌）」。

這些維生素與輔酶Q10及α-硫辛酸等成分一起在體內形成抗氧化網絡，彼此互相合作，清除多餘的活性氧，並將已被氧化的物質還原。

當然，它們也對血管的抗氧化作用有所貢獻，能修復生鏽的血管，是血管的強力助手。

維生素A、C、E有助消除活性氧！

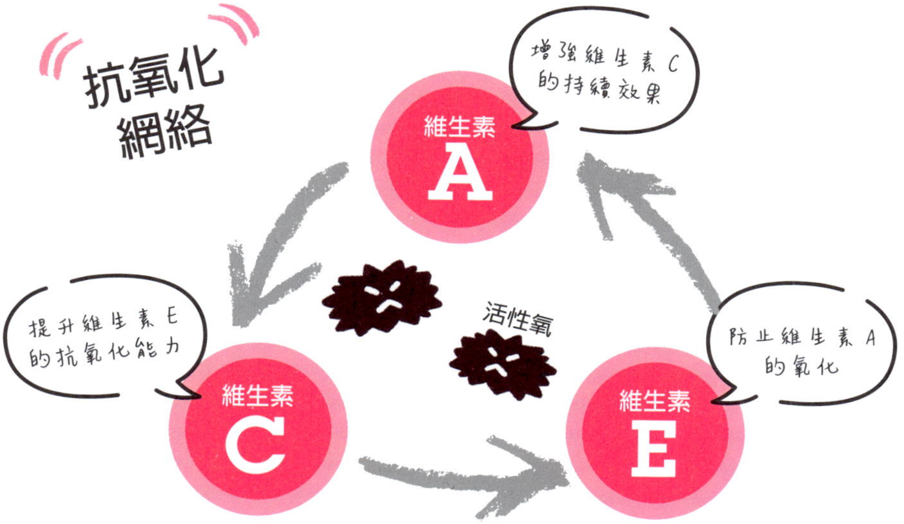

維生素B群不僅對血管有益，還具有許多有助於健康的作用

我們也不能忽視維生素B群的作用。維生素B6、維生素B12和葉酸（維生素B9）能減少導致動脈硬化或失智症的物質「同半胱胺酸」。

此外，維生素B群還具有抗氧化作用，並能促進膠原蛋白的合成。

不僅如此，它們還與被人稱為「幸福荷爾蒙」的壓力緩解荷爾蒙「血清素」（大腦中的神經傳遞物質）的生成有關。

均衡且少量多樣地攝取各種營養素

富含維生素A的食物有紅蘿蔔、南瓜、菠菜、茼蒿等「深色蔬菜」※，以及肝臟、鰻魚、星鰻和蛋黃等等。

維生素C則主要存在於綠花椰菜、青椒、高麗菜等「綠色蔬菜」中，以及馬鈴薯、草莓、奇異果和柑橘類等食物中

維生素E存在於南瓜、堅果類、鰻魚、蝦子、螃蟹、鮪魚罐頭等食物中。維生素A和維生素E與油脂一起攝取時，更容易被人體吸收。

維生素B群存在於魚貝類、香蕉、紅色甜椒和地瓜等食物中。為了讓抗氧化網絡有效運作，應該少量多樣地攝取各種營養素。

※以β-胡蘿蔔素的形式存在，根據身體需求轉化為維生素A。

醫師的金句

最強營養③「輔酶Q10」有助消滅活性氧的

具備抗氧化作用並參與能量生成

輔酶Q10是與維生素同樣具備抗氧化力的物質。它能夠消除破壞細胞、導致老化的活性氧，因此作為抗老化的營養補充品也廣為人知。

此外，輔酶Q10還具有將營養素轉化為ATP的重要功能。ATP是細胞內的「粒線體」所產生的「供應活動所需能量的物質」。它還具備改善機能的作用，例如擴張血管、促進內臟的血液循環。

維持心臟正常運作不可或缺的物質

輔酶Q10在體內合成，且自然存在於大多數細胞中。尤其是在心臟、肝臟、腎臟、胰臟中含量較多。心臟作為將血液送往全身的幫浦，需要大量能量，因此含有豐富的輔

使心臟變健康，促進血液循環

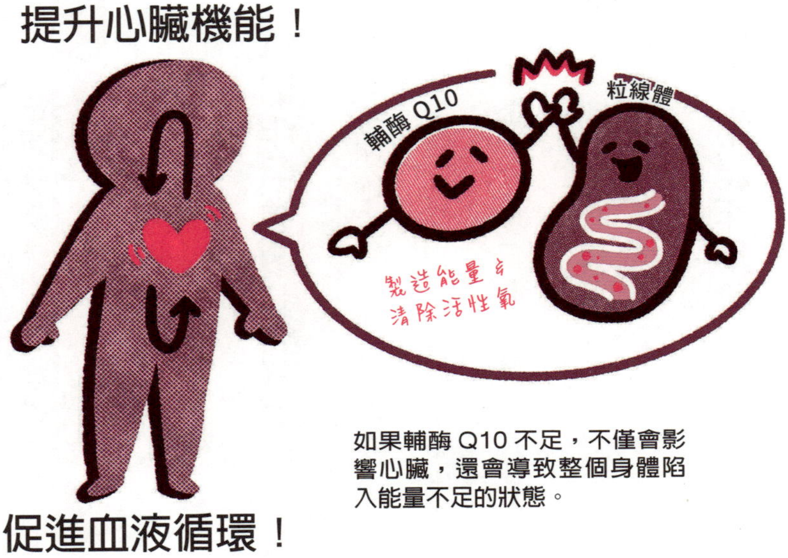
提升心臟機能！
輔酶Q10
粒線體
製造能量＆
清除活性氧
促進血液循環！

如果輔酶Q10不足，不僅會影響心臟，還會導致整個身體陷入能量不足的狀態。

酶Q10。若輔酶Q10不足，可能導致血液流動不暢，進而導致血液循環不良，出現水腫、低血壓以及心臟疾病等問題。

建議透過食品或營養補充品攝取

由於隨著年齡增長，輔酶Q10會逐漸減少，因此建議透過食品或營養補充品來補充。

食品方面，輔酶Q10存在於沙丁魚、鯖魚等青魚類，以及牛、豬、雞等肉類、起司、黃豆、菠菜、綠花椰菜、芝麻和堅果類中。

因為輔酶Q10容易溶於油脂，因

此與油脂一起烹調，或與含油的料理一起食用，較容易被人體吸收。

然而，即使是富含輔酶Q10的青魚，每一百克中也只有六到七毫克，含量並不多。

因此，建議善用營養補充品。

此外，為了讓身體更有效率地合成輔酶Q10，還需要牛磺酸、維生素C、維生素B2，以及葉酸的協助。

醫師的金句

最強營養④ 抑制血糖值上升的「兒茶素＆脫氧野尻黴素」

兒茶素可以防止血糖值急速上升

造成血管老化的四大原因之一是糖化，而能抑制糖化的物質包括「兒茶素」和「脫氧野尻黴素」。這些物質能夠緩和血糖值的上升，具有預防高血糖的效果。

兒茶素是茶中的一種苦味成分，屬於多酚的一種。尤其在綠茶中含量豐富。它可以抑制腸道對糖分的吸收，有效防止血糖值急速上升。此外，兒茶素還具有強大的抗氧化作用，能清除活性氧，並有助於降低膽固醇。

脫氧野尻黴素可以抑制糖分的吸收

脫氧野尻黴素是桑葉中所含的一種成分，能夠阻礙體內糖分的分解，使糖分不易被小腸吸收。這樣一來，血液中的糖分濃度就不易上升，可以抑制血糖值急速上升。此外，因

脫氧野尻黴素能抑制血糖值上升

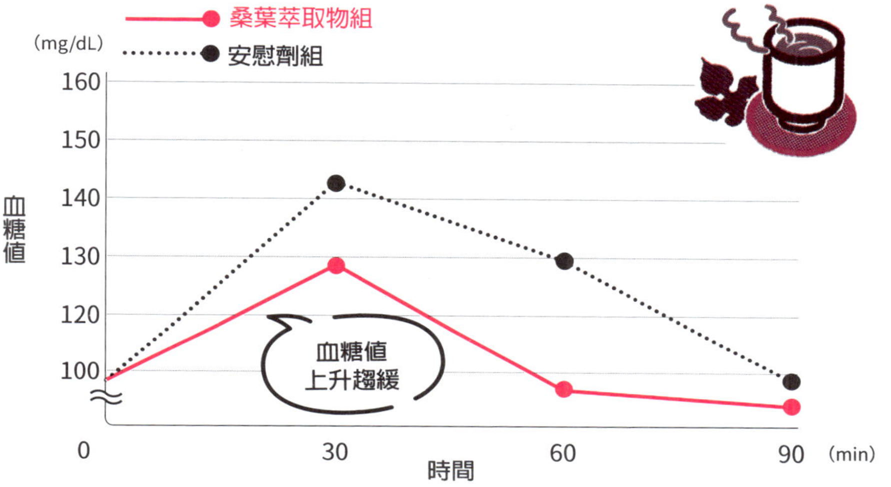

出處：https://www.naro.go.jp/publicity_report/press/laboratory/tarc/012906.html

上圖顯示了桑葉中所含的脫氧野尻黴素能夠抑制餐後血糖值的上升。

為血糖值不會急速上升，胰島素的分泌量也會隨之減少，進而減輕胰臟的負擔（→P.176）。

順帶一提，未被吸收而抵達大腸的糖分會成為腸道細菌的食物，最後轉化為糞便排出體外。

積極攝取膳食纖維，將多餘的醣類排出體外

為了避免血糖值上升，攝取膳食纖維也是有效的方法。膳食纖維能減緩醣類與脂肪的吸收，因此多餘的糖分不會被體內吸收，而是排出體外。

此外，它還能促進體內由膽固醇生成的膽汁酸的排泄，進而降低血液中的

膽固醇數值。

另外，膳食纖維還具有增加腸內好菌，改善腸道環境的功能。腸道健康與全身健康密切相關，因此應該積極攝取膳食纖維。

膳食纖維豐富的食物包括穀物、海藻類和蔬菜。最近從瓜爾豆提煉的「瓜爾豆膠」因富含膳食纖維且有助排便，作為機能性食品備受矚目。

醫師的金句

最強營養⑤「Omega3」抑制發炎的神奇油脂

脂肪能保護血管，防止發炎物質的入侵

發炎會加速動脈硬化，使血管變得僵硬和脆弱。可以說，發炎是加速血管老化的頭號敵人，而抑制發炎的最強食材就是「良好的油脂（脂肪）」。

血管內皮細胞的表面由脂肪組成。脂肪形成了一層覆蓋血管的膜，防止發炎物質入侵血管壁內，進而預防血管發炎。

此外，脂肪也是身體的能量來源，還是荷爾蒙與細胞膜的材料，並能促進脂溶性維生素※的吸收，是維持生命不可或缺的營養素。

油脂應攝取不飽和脂肪酸（如Omega3類和Omega9類）

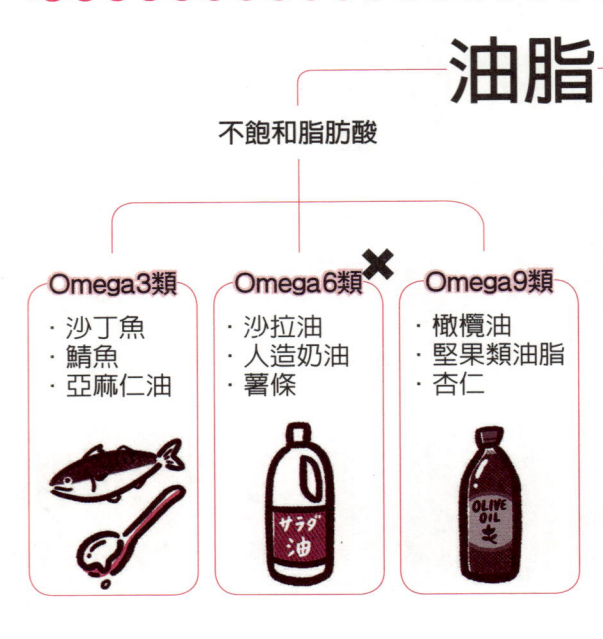

油脂

不飽和脂肪酸

Omega3類
- 沙丁魚
- 鯖魚
- 亞麻仁油

Omega6類 ✖
- 沙拉油
- 人造奶油
- 薯條

Omega9類
- 橄欖油
- 堅果類油脂
- 杏仁

飽和脂肪酸 ✖

在常溫下會凝固的油脂。主要存在於肉類或奶油等動物性食物中，會導致中性脂肪和膽固醇數值上升

在不飽和脂肪酸中，對血管有益的是「Omega3 類和 Omega9 類」的油脂。Omega6 類則會促進發炎，應減少攝取。

積極攝取Omega3類的脂肪

攝取脂肪的關鍵在於選擇「不飽和脂肪酸」，即所謂良好的油脂。

脂肪可以分為飽和脂肪酸與不飽和脂肪酸。飽和脂肪酸是指在常溫下會凝固的油脂，主要存在於肉類、起司、鮮奶油、蛋黃等動物性食物中。

不飽和脂肪酸則是在常溫下不會凝固的油脂，主要存在於鯖魚、沙丁魚等青魚類、橄欖油、菜籽油、核桃油等魚類脂肪或植物油中。

攝取過多飽和脂肪酸會導致中性脂肪和LDL（壞膽固醇）數值上升，而不飽和脂肪酸則有助於降低這些數值，使血液順暢流動。此外，不飽和脂肪酸又分為 Omega3 類、Omega6 類和 Omega9 類，建議多攝取 Omega3 類和 Omega9 類的脂肪酸。

屬於 Omega3 類脂肪酸的有青魚中的EPA、DHA，以及α-亞麻油酸，這些成分具有抗發炎作用。

屬於 Omega9 類脂肪酸的則為橄欖油等油品中的油酸，能抑制LDL（壞膽固醇）的增加。

屬於 Omega6 類脂肪酸的則是加工食品中常見的亞麻油酸、γ次亞麻油酸以及花生四烯酸。γ次亞麻油酸具有抗發炎作用，但花生四烯酸卻會促進發炎。因此，應大量攝取 Omega3 類和 Omega9 類的脂肪酸，Omega6 類的脂肪酸則應適量控制，這是保持血管健康的關鍵。

沙拉油、人造奶油、市售的油炸食物或薯條等食物含有大量的 Omega6 類脂肪酸，應避免過量食用。

※特徵是不溶於水，易溶於油的維生素。

醫師的金句

最強營養⑥ 幫助血管排毒的「鈣&鎂」！

鈣質不足會導致高血壓或動脈硬化

鈣質有助於建構骨骼和牙齒。如果鈣質不足，骨密度會下降，導致骨質疏鬆。雖然鈣質看似是與血管關係不大的營養素，但事實上，鈣質不足也可能引發高血壓或動脈硬化。

老化且變硬的血管內部經常堆積廢物，**而這些廢物中，大部分竟然是「溶出到血液中的鈣質」**。你可能會疑惑：「明明鈣質不足，為什麼還會溶出到血液中呢？」這其實是所**謂的「鈣矛盾」現象**。

想要補充鈣質，鈣質卻從骨骼溶出到血液中

如果**體內的鈣質不足**，會發生一個難以置信的現象：**鈣質從骨骼溶出到血液中**。這是因為**身體會自動調節，試圖維持血液中鈣濃度的穩定**。

鈣質不足時，血管會變硬

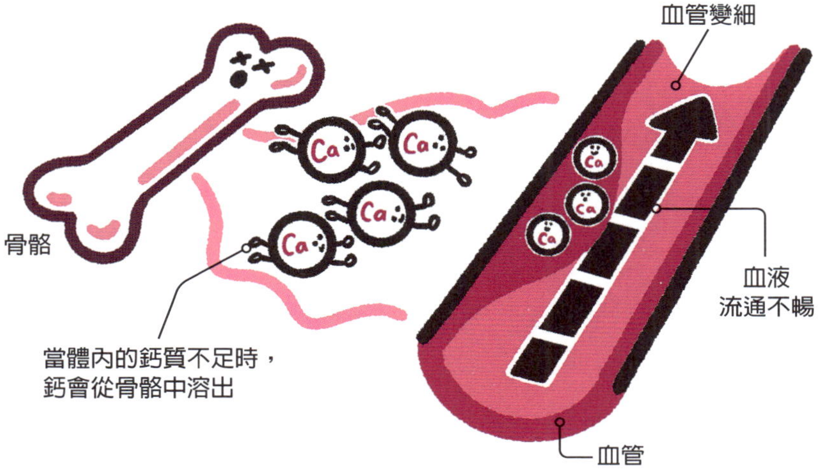

鈣質不足時，從骨骼溶出的鈣會導致血液中的鈣濃度上升，使血管變硬。這種現象稱為「鈣矛盾」。

當血液中鈣質過多時，鈣質會附著在血管上（稱為「異位性鈣化」），使血管變硬、變窄。最終導致高血壓或動脈硬化。因此，為了防止鈣質從骨骼溶出，必須透過飲食來補充足夠的鈣。

幫助鈣質吸收的礦物質

鈣質與礦物質或維生素一起攝取時，吸收率與穩定性會提高。

舉例來說，鎂不僅具有強大的血管擴張作用，還能幫助鈣質發揮應有的作用，因此也被稱為「鈣質的礦物質兄弟」。此外，維生素D則能促進鈣質從腸道吸收。

成人每天所需的鈣質目標量為六百

到八百毫克。然而，根據調查，人們每天平均的攝取量僅為五百零五毫克，屬於有點不足的情況。基於普遍慢性缺鈣的現象，尤其女性也有罹患骨質疏鬆症等風險，因此建議每天積極補充鈣質。

醫師的金句

最強營養⑦ 適用於所有血管不適問題的「牛磺酸」！

具有強大解毒效果，使血壓正常化，還具備抗氧化作用

牛磺酸是一種胺基酸，主要存在於烏賊、章魚、貝類，以及魚類的心臟、脾臟、血合（註：魚骨周圍呈暗紅色的肉）部位中。

牛磺酸能增強肝臟的解毒能力，促進膽汁生成，進而降低血液中的中性脂肪和LDL（壞膽固醇）含量，還能降低血壓，使其維持在適當範圍內。

此外，牛磺酸還能促進胰島素的分泌，有助於預防糖尿病，並具有強大的抗氧化作用。

由此可見，牛磺酸是對抗生活習慣病的有力幫手。

牡蠣、扇貝、海瓜子為牛磺酸含量前三名的食材

牛磺酸可以在體內自行合成，並存在於心臟、肺、肝臟、大腦、骨髓等全身各處，

從肝臟開始促進血管健康！

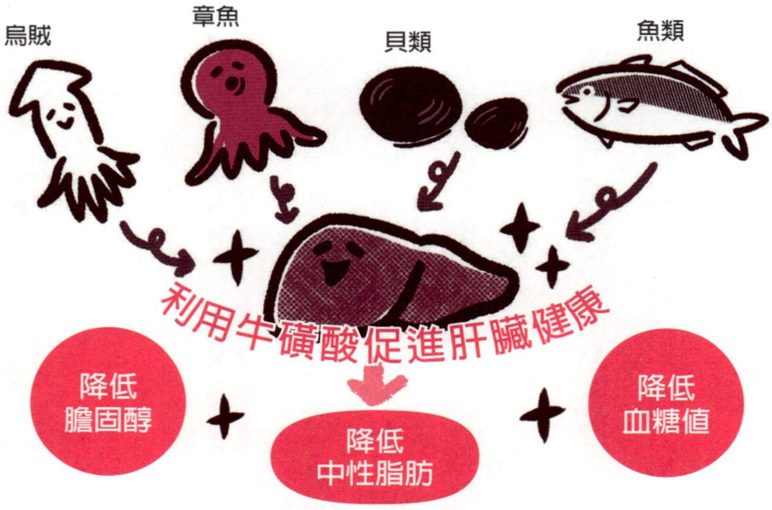

牛磺酸能作用於肝臟，具備降低膽固醇、中性脂肪，以及血糖值的功能。

尤其在肌肉中含量較多。

然而，儘管體內存在牛磺酸，但其含量極少，因此仍需透過食物或營養補充品來攝取。

一般認為牛磺酸含量最高的食材是牡蠣。此外，扇貝、海瓜子、章魚、烏賊等也是推薦的牛磺酸來源。

過量攝取不會中毒，但會排出體外

牛磺酸具有易溶於水的特性，因此透過食物攝取時，將其加入火鍋或湯品，連湯汁一起食用的效果最佳。火鍋後的雜炊也是不錯的選擇。

此外，也可以採用蒸、烤等方式，

但若能以連湯汁一起食用的方式烹調，可以避免營養流失。將含有牛磺酸的魚貝類做成生魚片食用也是可行的方式。

每天建議攝取三百毫克牛磺酸。即使大量攝取也不用特別擔心副作用，但可惜的是，它會隨著尿液一起排出體外。

與其一次大量攝取牛磺酸，不如在日常生活中少量且均衡地與其他營養素一起攝取，這樣更為理想。

恢復血管功能的
最強食材！

【綠花椰菜】

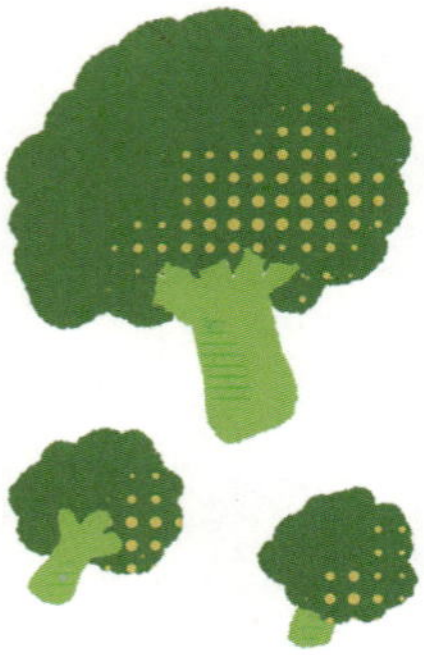

在防止血管老化上具有顯著效果

綠花椰菜含有能排出多餘鹽分（鈉）並降低血壓的鉀、提高免疫功能的維生素C、強健骨骼和促進止血效果的維生素K、保持皮膚健康的β-胡蘿蔔素，以及具有抗氧化作用的蘿蔔硫素。此外，它還富含膳食纖維。

對血管的好處！
- 降低血壓
- 抗氧化

其他健康功效
- 提高免疫力
- 強健骨骼
- 美白

【蘋果】

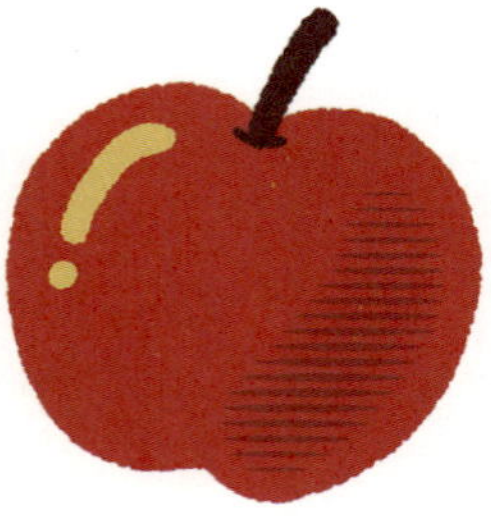

果膠能促進血管健康

蘋果中含有的膳食纖維「果膠」具有抑制脂肪和醣類吸收的作用，能夠減少血液中的壞膽固醇，並抑制血糖的急速上升。此外，蘋果中的鉀有助於排出體內的鹽分，進而降低血壓。蘋果還富含具有抗氧化作用的多酚。

對血管的好處！
- 降低壞膽固醇數值
- 降低血糖值

其他健康功效
- 緩解便祕
- 調節腸道

【番茄】

具有強效的抗氧化作用

番茄含有維生素C、維生素E、β-胡蘿蔔素和鉀。番茄紅素的抗氧化力約為維生素E的一百倍。將番茄加熱並與油脂一起食用，可以更有效地攝取番茄紅素。此外，番茄中的鉀有助於降低血壓。

對血管的好處！
- 抗氧化
- 降低血壓

其他健康功效
- 美肌
- 消除水腫

【洋蔥】

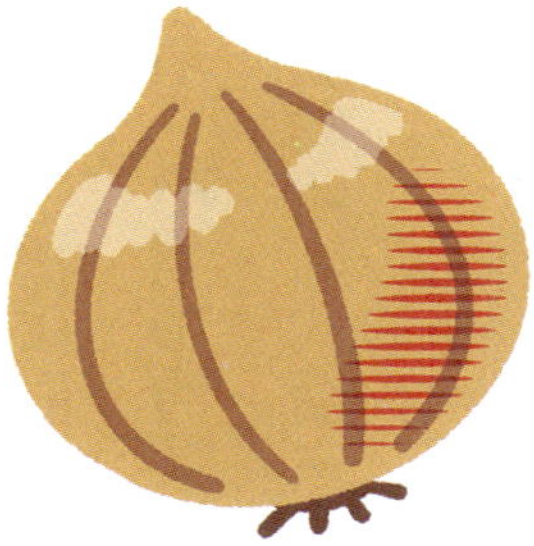

使血液順暢流動

洋蔥含有二烯丙基硫化物、槲皮素、鉀以及膳食纖維。二烯丙基硫化物會轉化為大蒜素，能使血液順暢流動，並預防血栓形成。槲皮素具有抗發炎、抗氧化，以及預防動脈硬化的功效。

對血管的好處！
- 使血液順暢流動
- 預防血栓形成
- 抗發炎
- 抗氧化
- 預防動脈硬化

【鯖魚&鮭魚】

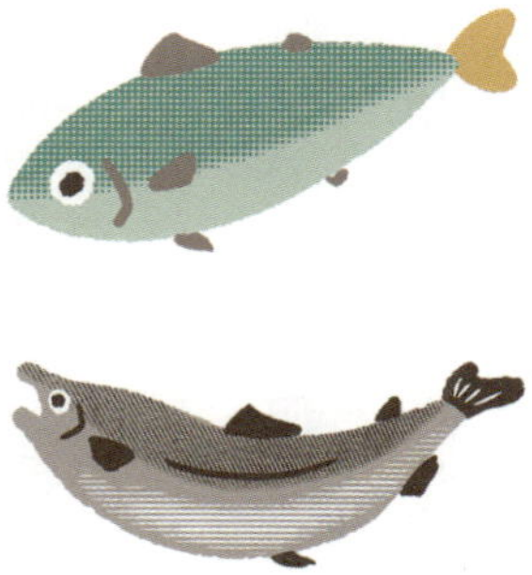

保持血管年輕

鯖魚與鮭魚富含Omega3類脂肪酸，如DHA和EPA。鮭魚富含抗老化效果顯著的蝦紅素，以及能強健骨骼的維生素D。鯖魚則富含維生素B群，有助消除疲勞。此外，兩者所含的牛磺酸有助於降低膽固醇。

對血管的好處！

- 改善骨質疏鬆症
- 降低壞膽固醇數值

其他健康功效

- 抗老化
- 消除疲勞

【酪梨】

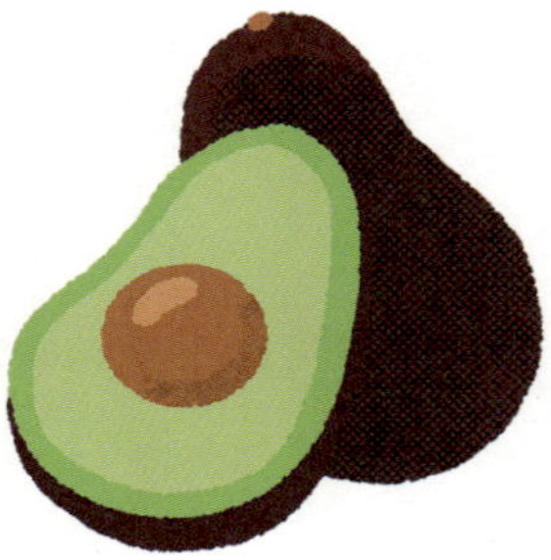

讓血管柔軟有彈性

酪梨富含維生素E，能抑制活性氧的增加、擴張血管，並促進血液循環。酪梨中的葉酸有助於改善細胞的新陳代謝，並參與紅血球的生成。此外，酪梨也富含油酸，有助於減少壞膽固醇的生成。

對血管的好處！

- 促進血液循環
- 降低血壓
- 排除壞膽固醇

其他健康功效

- 改善手腳冰冷、肩膀痠痛
- 緩解便秘
- 改善腸道環境

【甜菜根】

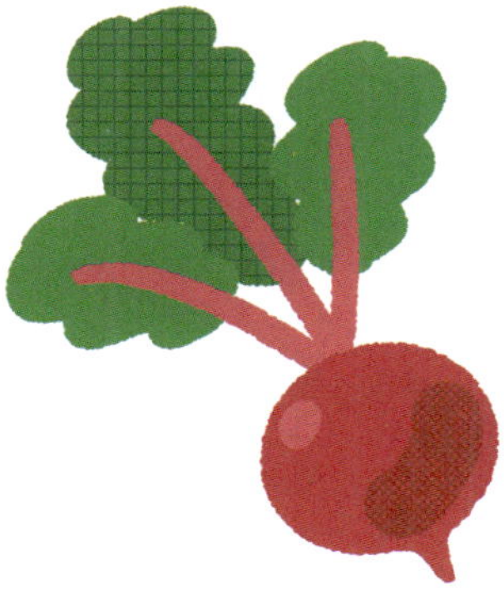

利用甜菜鹼抗氧化

甜菜根的鉀含量是番茄的兩倍，具有預防高血壓的效果。此外，它還含有一種名為「甜菜鹼」的胺基酸，能夠改善肝臟功能。同時它還富含葉酸和膳食纖維。

對血管的好處！

- 降低血壓
- 抗氧化

其他健康功效

- 強化肝臟功能
- 美肌

【香蕉】

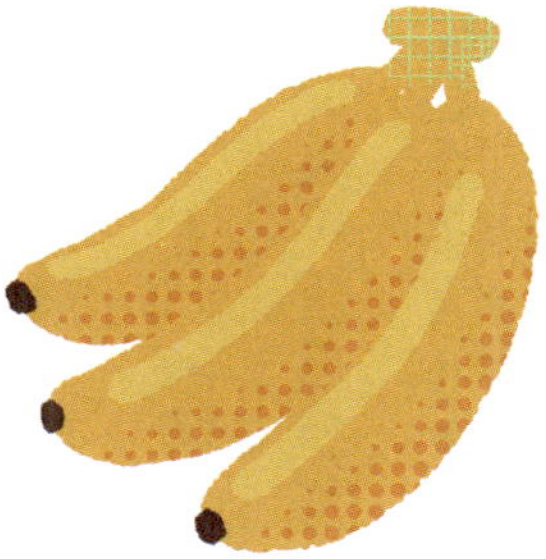

輕鬆補充營養

香蕉含有膳食纖維、鉀、多酚、維生素B6以及菸鹼酸。香蕉能促進排便並具有利尿作用。由於能夠減緩血糖值上升的速度，因此對於預防高血壓、動脈硬化等生活習慣病也有良好效果。

對血管的好處！

- 預防高血壓
- 預防動脈硬化
- 抗氧化

其他健康功效

- 緩解便祕
- 消除水腫
- 改善骨質疏鬆症

【紅蘿蔔】

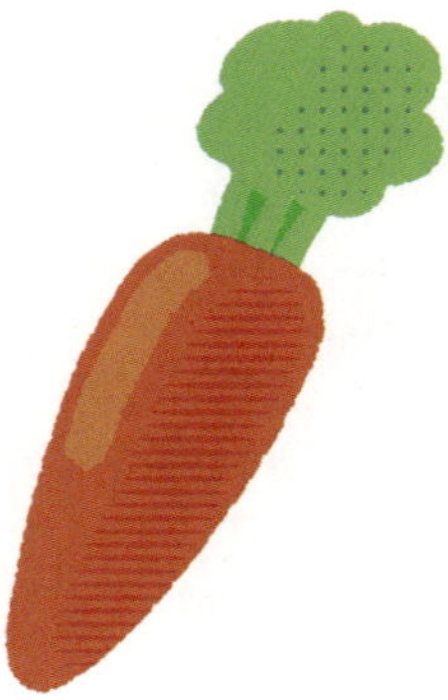

連皮食用更健康

紅蘿蔔富含β-胡蘿蔔素、鉀和膳食纖維。葉子還含有維生素K和葉酸。紅蘿蔔具有抗氧化作用，能預防癌症、動脈硬化、心肌梗塞和中風。建議連皮一起食用，因為β-胡蘿蔔素主要集中在皮的部位。

對血管的好處！

- 抗氧化
- 預防動脈硬化
- 降低血壓

其他健康功效

- 提高免疫力
- 強化眼睛功能
- 緩解便祕

【苦瓜】

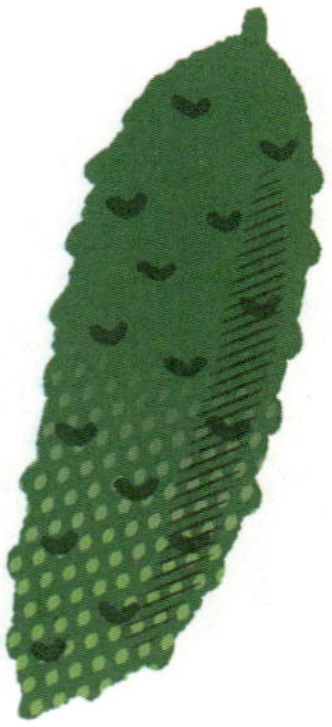

降低血糖值

苦瓜富含鉀和維生素C。苦瓜中的苦味成分「苦瓜素」能保護胃腸的黏膜，並具有降低血糖值的功效。此外，苦瓜還富含膳食纖維，有助於降低血液中的膽固醇。

對血管的好處！

- 降低血糖值
- 降低壞膽固醇數值

其他健康功效

- 保護胃腸黏膜
- 改善中暑症狀
- 促進食慾

【菠菜】

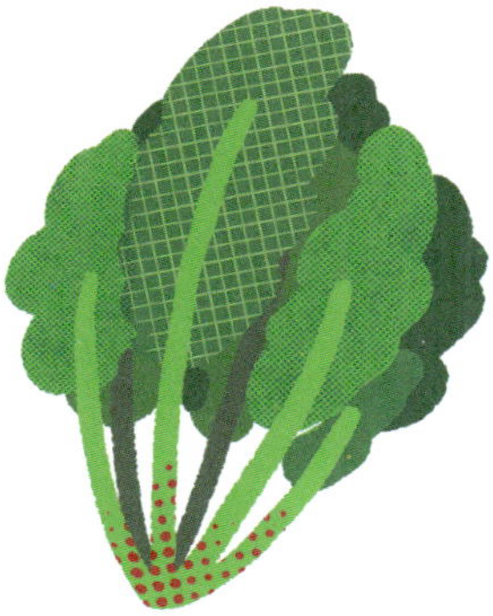

有效改善貧血

菠菜富含β-胡蘿蔔素、葉酸和維生素K。根部紅色部分含有製造骨骼所需的錳。此外，菠菜還含有大量鐵質，與動物性蛋白質一起食用更容易被人體吸收。

對血管的好處！

- 預防貧血
- 降低血壓
- 預防動脈硬化

其他健康功效

- 強化眼睛功能
- 提高免疫力
- 美肌

【肉桂】

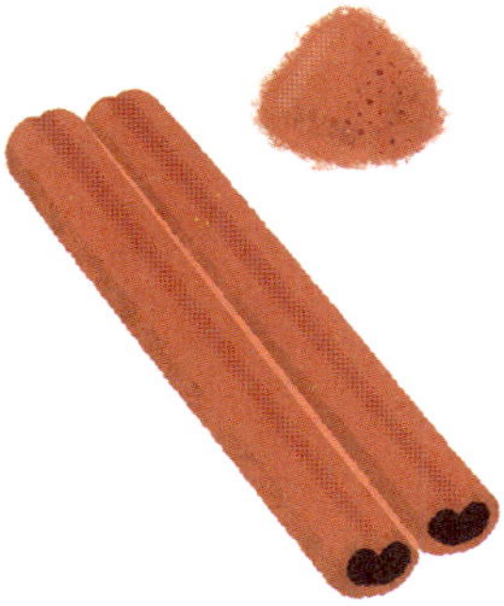

修復微血管

肉桂含有一種名為「原花青素」的多酚，具備強大的抗氧化作用。此外，它還具備抗發炎效果，有助於降低壞膽固醇及血糖值。肉桂中的「肉桂醛」成分可以修復微血管，幫助溫暖身體、促進血液循環，進而改善手腳冰冷和肩膀痠痛等問題。

對血管的好處！

- 抗氧化
- 抗發炎
- 降低血糖值

其他健康功效

- 改善手腳冰冷、肩膀痠痛

【薑黃】

有助於腦部健康

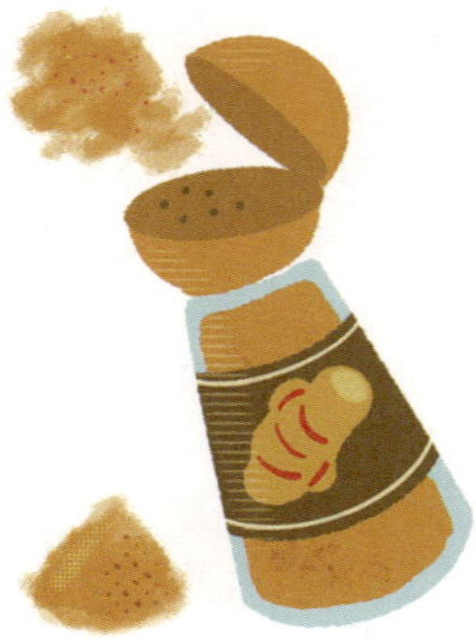

薑黃又稱為「鬱金」，它含有一種名為「薑黃素」的多酚，具有強大的抗氧化和抗發炎作用，能夠防止身體和血管的老化。薑黃還可以降低罹患糖尿病或心臟疾病的風險。此外，研究顯示，它對抑制失智症的發生，預防癌症、憂鬱症和牙周病也有顯著效果。

對血管的好處！

- 抗氧化
- 抗發炎
- 預防心臟疾病

其他健康功效

- 預防糖尿病
- 預防失智症
- 預防癌症

【生薑】

使身體暖和並促進食慾

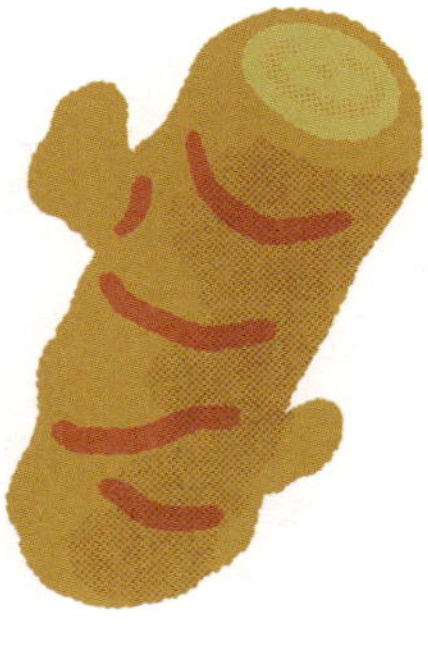

生薑中含有的薑烯酚和薑辣素具有促進排汗與血液循環的作用，能夠暖和身體，並促進食慾和消化。此外，生薑還富含具有抗氧化和抗發炎作用的天然成分。

對血管的好處！

- 改善血液循環
- 抗氧化
- 抗發炎

其他健康功效

- 促進食慾、消化
- 改善手腳冰冷
- 排汗作用

【大蒜】

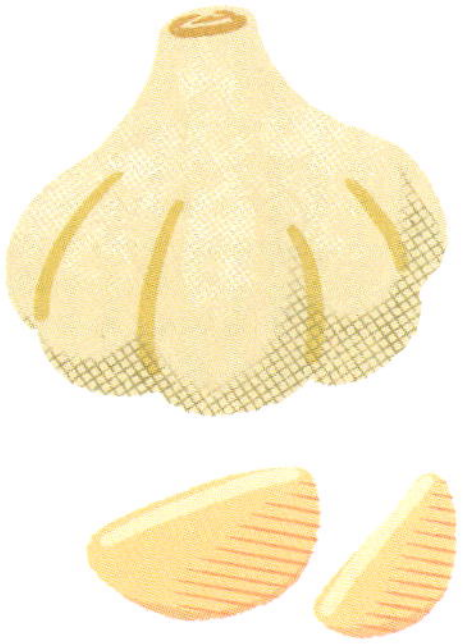

對血管疾病有效

大蒜含有一種二烯丙基硫化物「大蒜素」，能改善血液循環和手腳冰冷，協助維生素B1發揮功能，促進能量代謝，幫助消除疲勞。此外，大蒜還含有鉀和維生素B6。

對血管的好處！

- 使血液順暢流動
- 改善血液循環
- 預防動脈硬化

其他健康功效

- 消除疲勞
- 提高免疫力
- 改善手腳冰冷

【特級初榨橄欖油】

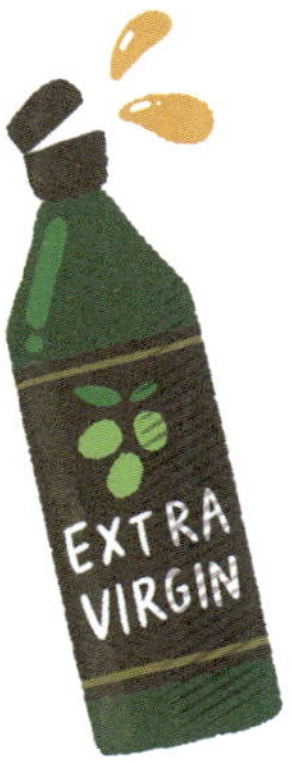

預防心臟疾病

橄欖油的主要成分是不飽和脂肪酸中的油酸，屬於Omega9類的油脂。它還含有具備抗氧化作用的維生素E。橄欖油能有效預防冠狀動脈疾病，並有助於控制膽固醇。

對血管的好處！

- 抗氧化
- 預防心臟疾病
- 預防動脈硬化

其他健康功效

- 美肌
- 改善腸道環境

【葵花籽、南瓜籽、亞麻籽】

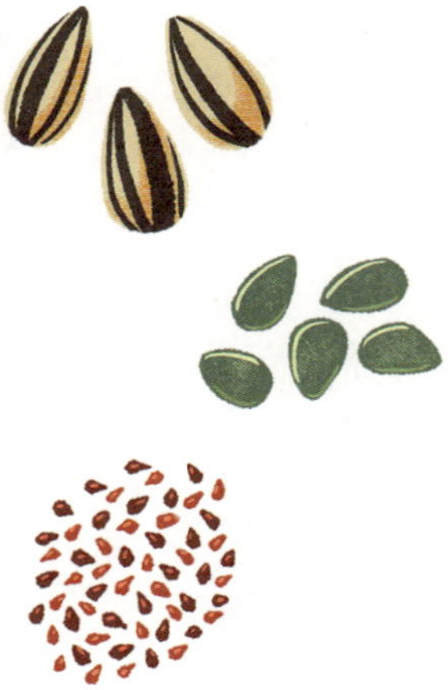

不想浪費的營養來源

葵花籽含有具備抗氧化作用，能改善血液循環的維生素E，並含有能降低中性脂肪數值和壞膽固醇數值的亞麻油酸。南瓜籽則含有亞麻油酸和α-亞麻油酸。亞麻籽含有α-亞麻油酸，能使血液順暢流動。

對血管的好處！

- 抗氧化
- 改善血液循環
- 降低壞膽固醇數值

其他健康功效

- 美肌
- 生成細胞膜
- 抗老化

【夏威夷豆、杏仁】

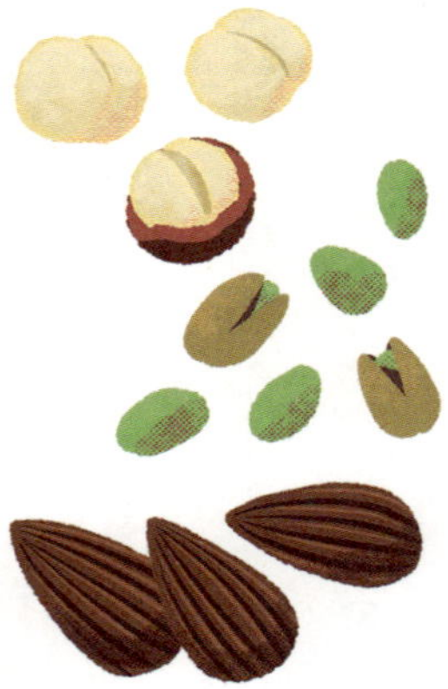

少量卻有具有營養功效

夏威夷豆含有能降低膽固醇數值的油酸，以及促進胰島素作用、預防糖尿病的棕櫚油酸。開心果與杏仁則含有豐富的維生素B2，有助於消除疲勞，並且富含具備抗氧化作用和美肌效果的維生素E。

對血管的好處！

- 降低壞膽固醇數值
- 抗氧化

其他健康功效

- 預防糖尿病
- 消除疲勞
- 美肌

【莓果類】

具備強大的抗氧化作用

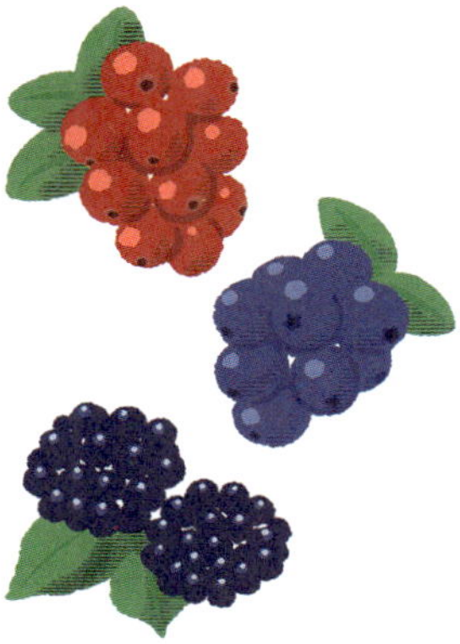

藍莓、蔓越莓、黑莓等莓果類富含一種多酚——花青素。

莓果類具有強大的抗氧化作用，有助於預防生活習慣病、抑制癌細胞的增生。

對血管的好處！

- 抗氧化
- 抗發炎
- 降低血糖值

其他健康功效

- 預防生活習慣病
- 預防癌症

【豆類】

完美的營養均衡

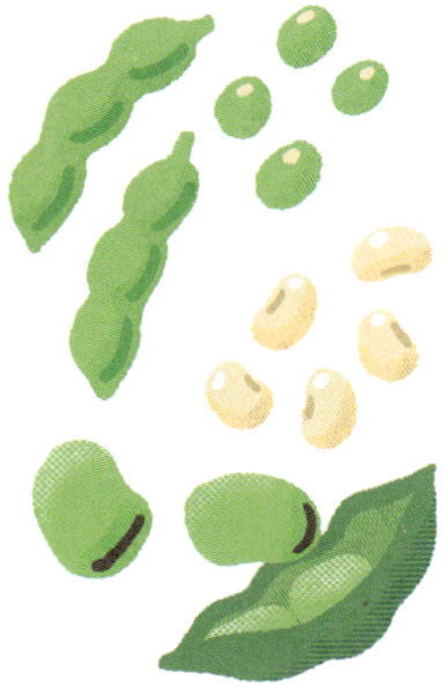

豆類含有碳水化合物、蛋白質、維生素、礦物質等營養素，營養成分相當均衡。此外，豆類也是富含膳食纖維和多酚的健康食品。維生素B群能幫助產生能量，並促進美麗肌膚的生成。豆類對於改善動脈硬化也有顯著效果，並且富含鈣質。

對血管的好處！

- 促進牙齒與骨骼的生成
- 預防動脈硬化
- 促進血液生成

其他健康功效

- 產生能量
- 美肌
- 抗老化

column 2

如果要吃肉，
那就選擇瘦肉吧

吃肉對健康長壽是有益還是有害？這是大家經常討論的話題，那麼實際情況又是如何呢？

動物性蛋白質，如肉類，能促進肌肉和血液的生成，強化骨骼，並調節荷爾蒙平衡。此外，它也有助於保持血管的彈性，是身體成長和維持健康不可或缺的營養素。有一種說法認為，人的壽命得以延長，是因為肉類攝取增加的結果。

當然，植物性蛋白質也有類似的作用，但從蛋白質分解後形成的胺基酸組成來看，動物性肉類與人體的組成更相似，因此更容易有效地生成肌肉和血液。

不過，肉類攝取過量會增加罹患大腸癌的風險。因此，建議每天的肉類攝取量控制在八十克左右。此外，肉類中的脂肪含有大量飽和脂肪酸，攝取過量會增加體內中性脂肪和血液中膽固醇的含量，進而增加罹患動脈硬化、心肌梗塞、腦梗塞等風險。因此，如果要吃肉，建議選擇脂肪含量較少的瘦肉。

吃牛肉時，則應注意牛的飼料。與吃穀物的牛相比，吃牧草的牛（即草飼牛）營養價值更高。牧草含有豐富的 Omega3 脂肪酸，有助於血液順暢流動，而草飼牛也含有大量的 Omega3 脂肪酸。此外，相較於穀飼牛，草飼牛的脂肪較少，更為健康。

第3章

改善讓你擔心的症狀！強健血管的食譜

本章將介紹一些富含對血管有益的營養素食材所製作的食譜。有助於強化脆弱的血管，還兼具低脂、減鹽與低醣的特色。

醫師的金句

飲食以「蛋白質優先」，借此控制血糖值

關鍵是按照蛋白質、蔬菜、碳水化合物的順序進食

為了增強血管健康，有一個飲食方法值得注意。就是採取「蛋白質優先」的進食順序：依次按照蛋白質、蔬菜和碳水化合物的順序來進食。

碳水化合物中含有醣類，醣類在體內分解後會轉化為「葡萄糖」，然後被血液吸收。我們將「血液中的葡萄糖濃度」稱為「血糖值」。如果先吃碳水化合物，糖分會迅速被血液吸收，導致血糖值急遽上升。而急遽上升的血糖值，便是血管老化的主要敵人。

低醣食材能緩和血糖值上升的速度

另一方面，魚類、肉類和蔬菜等屬於低醣食材。此外，蔬菜或海藻中所含的膳食纖維則

選擇肉類時應以脂肪含量為根據

脂肪多 → 脂肪少	豬肉	牛肉	雞肉
	五花肉	沙　朗	雞腿肉（含皮）
	里肌肉	五花肉	雞胸肉（含皮）
	後腿肉	肩胛肉	雞腿肉（去皮）
	菲　力	後腿肉	雞胸肉（去皮）
			雞　柳

瘦肉不僅是指牛肉，還包括豬肉。建議選擇紅肉比例較高的部位，避免脂肪含量較多的部位。

可以抑制糖分的吸收。

如果先吃醣類含量較少的食物，可以減緩糖分的吸收，防止血糖值急遽上升。因此，也可以採用「蔬菜優先」的進食順序，先吃蔬菜，最後再吃碳水化合物。

但要注意一點，蔬菜中如馬鈴薯等「薯芋類」含有較多醣類，因此建議從葉菜類等蔬菜開始進食。

同樣是肉類，應選擇脂肪含量較少的部位

提到「先吃蛋白質」時，有些人可能會想到要大量吃肉。然而，吃肉時必須注意「脂肪的含量」。

肉類確實是低醣食材。然而，若選擇不當，就可能攝取過多的脂肪（肥肉）。脂肪攝取過量會導致血液中的中性脂肪和膽固醇含量增加，甚至可能引發動脈硬化。那麼，應該選擇什麼樣的肉類呢？**最簡單的方法就是選擇瘦肉較多的部位。**這不僅適用於牛肉，也同樣適用於豬肉。至於雞肉，則應選擇雞胸肉或雞柳，而且關鍵是避免食用皮和脂肪。接下來將介紹打造健康血管的食譜。

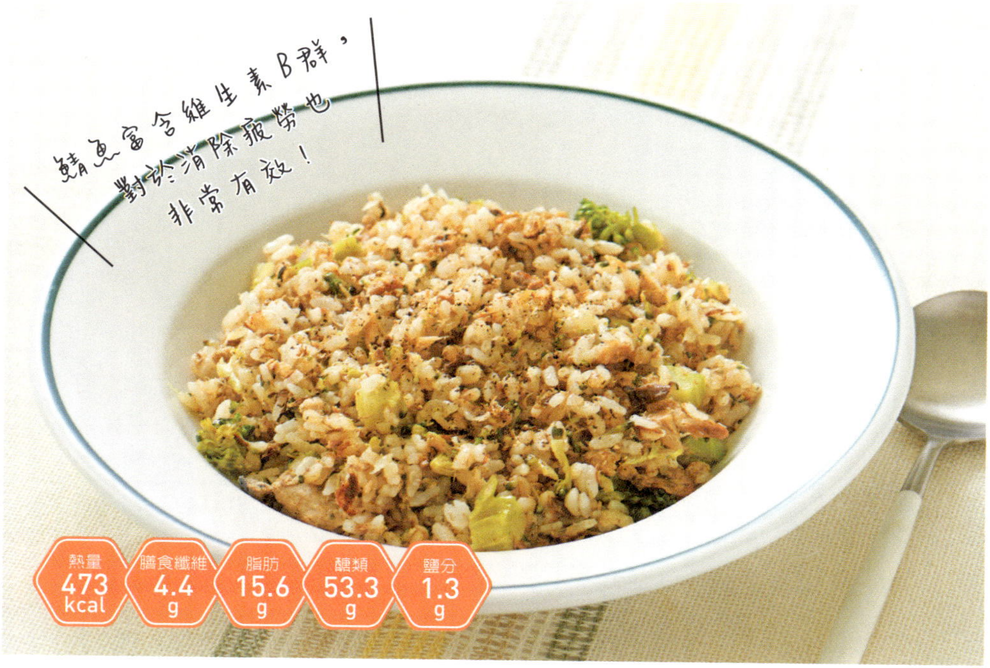
鯖魚富含維生素B群，
對於消除疲勞也
非常有效！
熱量 473 kcal
膳食纖維 4.4 g
脂肪 15.6 g
醣類 53.3 g
鹽分 1.3 g

鯖魚罐頭綠花椰菜香料飯

材料　2人份

混合糯麥的米飯…300克

鯖魚罐頭（水煮）…1罐

（200克，稍微瀝掉罐內湯汁）

洋蔥…1/4顆（切碎）

綠花椰菜…4小朵（川燙後粗略切碎）

橄欖油…1大匙

法式清湯顆粒…1/4小匙

白酒…2大匙

鹽、粗粒黑胡椒…各少許

作法

1 將橄欖油倒入平底鍋加熱，放入洋蔥將其炒至透明。加入鯖魚罐頭的魚肉，並將其炒碎。接著倒入白酒，繼續翻炒至湯汁收乾。

2 在步驟1的鍋中加入法式清湯顆粒並拌勻。再加入混合糯麥的米飯和綠花椰菜，稍微翻炒至鬆散，並用鹽調味。最後盛盤，撒上粗粒黑胡椒即可。

可冷凍保存
1個月

紅蘿蔔黃豆炊飯

材料　3～4 碗份

白米…1 合（洗淨後瀝乾）

（註：一個量杯的米，約 180ml）

糯麥…1 包（50 克＝ 1/3 合）

蒸熟的黃豆…90 克

紅蘿蔔…60 克（切成 1 公分長的細條）

高湯…1 又 1/2 杯

醬油…2 小匙

鹽…1/4 小匙

蔥花…適量

作法

1 將白米與糯麥放入電子鍋內鍋，加入高湯、醬油和鹽，迅速攪拌均匀。再將紅蘿蔔和黃豆均匀鋪在上面，開始煮飯。

2 飯煮好後，將所有材料拌匀，盛至碗中，最後撒上蔥花即可。

可冷凍保存
1個月

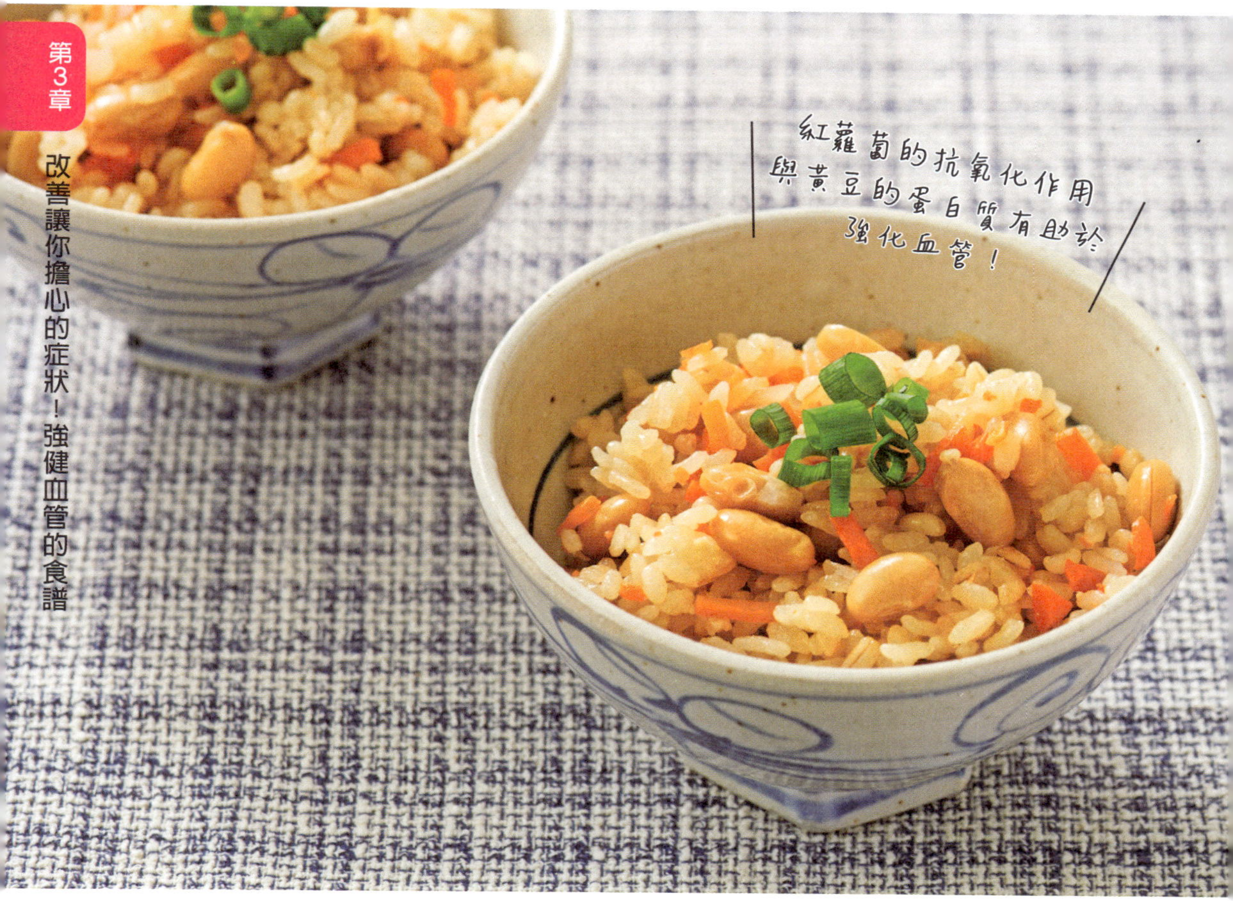
紅蘿蔔的抗氧化作用
與黃豆的蛋白質有助於
強化血管！

熱量	膳食纖維	脂肪	醣類	鹽分
222 kcal	4.6 g	2.6 g	39.3 g	1.0 g

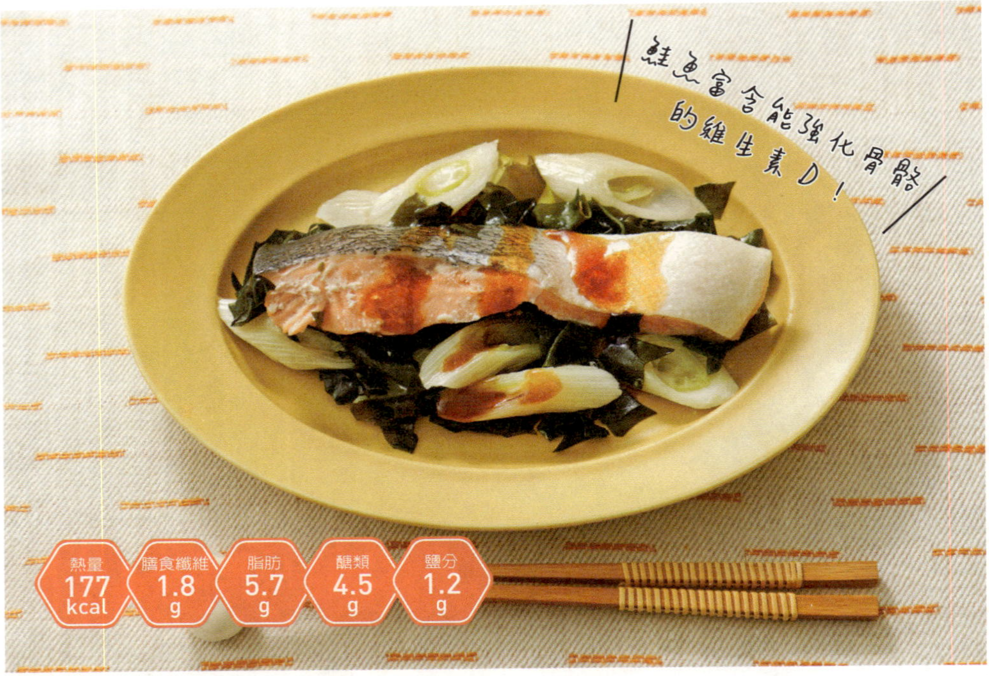
鮭魚富含能強化骨骼的維生素D！
熱量 177 kcal
膳食纖維 1.8 g
脂肪 5.7 g
醣類 4.5 g
鹽分 1.2 g

酒蒸鮭魚、海帶芽與蔥

材料　2 人份

生鮭魚…2 片

鹽漬海帶芽…25 克

（洗去鹽分後泡水還原，再切成大塊）

蔥…1 根（斜切成 1 公分寬）

酒…1 大匙

蠔油…2 小匙

麻油…1 小匙

作法

1. 將海帶芽和蔥鋪在耐熱盤上。放上鮭魚再淋上酒，輕輕蓋上保鮮膜，放入微波爐加熱 4 分鐘。
2. 將鮭魚、蔥和海帶芽盛盤，再將剩餘的蒸汁與蠔油、麻油混合，最後淋在上面即可。

可冷凍保存
1個月

可提前製作
可冷藏保存2～3天

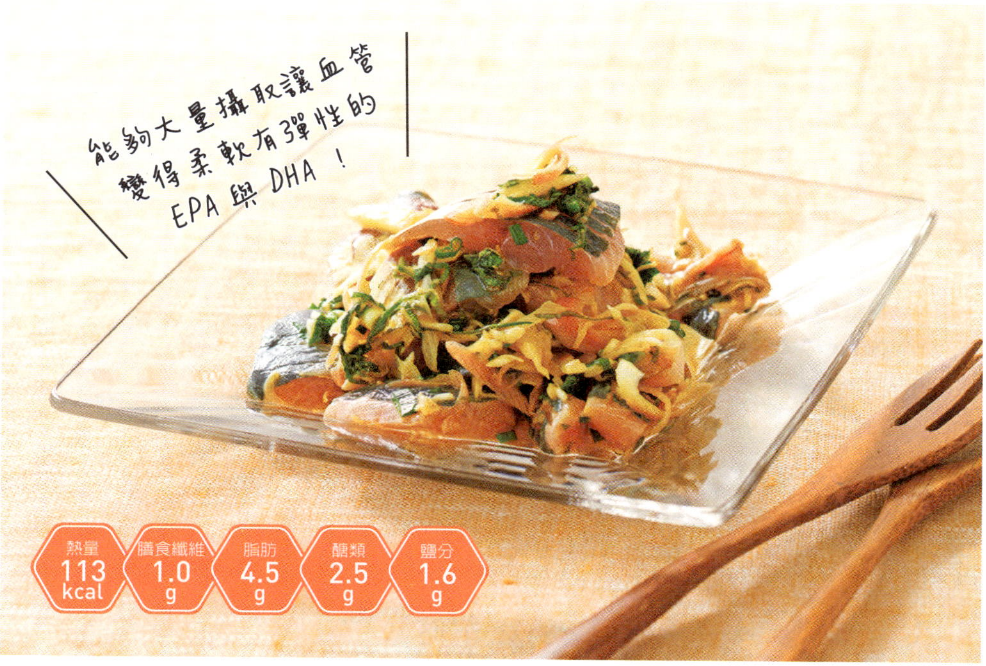
能夠大量攝取讓血管變得柔軟有彈性的EPA與DHA！
熱量 113 kcal
膳食纖維 1.0 g
脂肪 4.5 g
醣類 2.5 g
鹽分 1.6 g

香料醃漬竹筴魚

材料　2人份

竹筴魚⋯2尾

（去骨切片，以2毫米的間隔劃淺刀痕，切成一口大小）

紫蘇葉⋯4片（切細絲）

蘘荷⋯3個（縱切對半，再斜切薄片）

蔥⋯2根（切成蔥花）

生薑⋯1小片（切細絲）

A

柑橘醋醬汁⋯2大匙

橄欖油⋯1小匙

作法

1 將紫蘇葉、蘘荷、蔥花和薑絲混合在一起。

2 加入竹筴魚，並倒入調好的A拌勻即可。

可提前製作
可冷藏保存1天

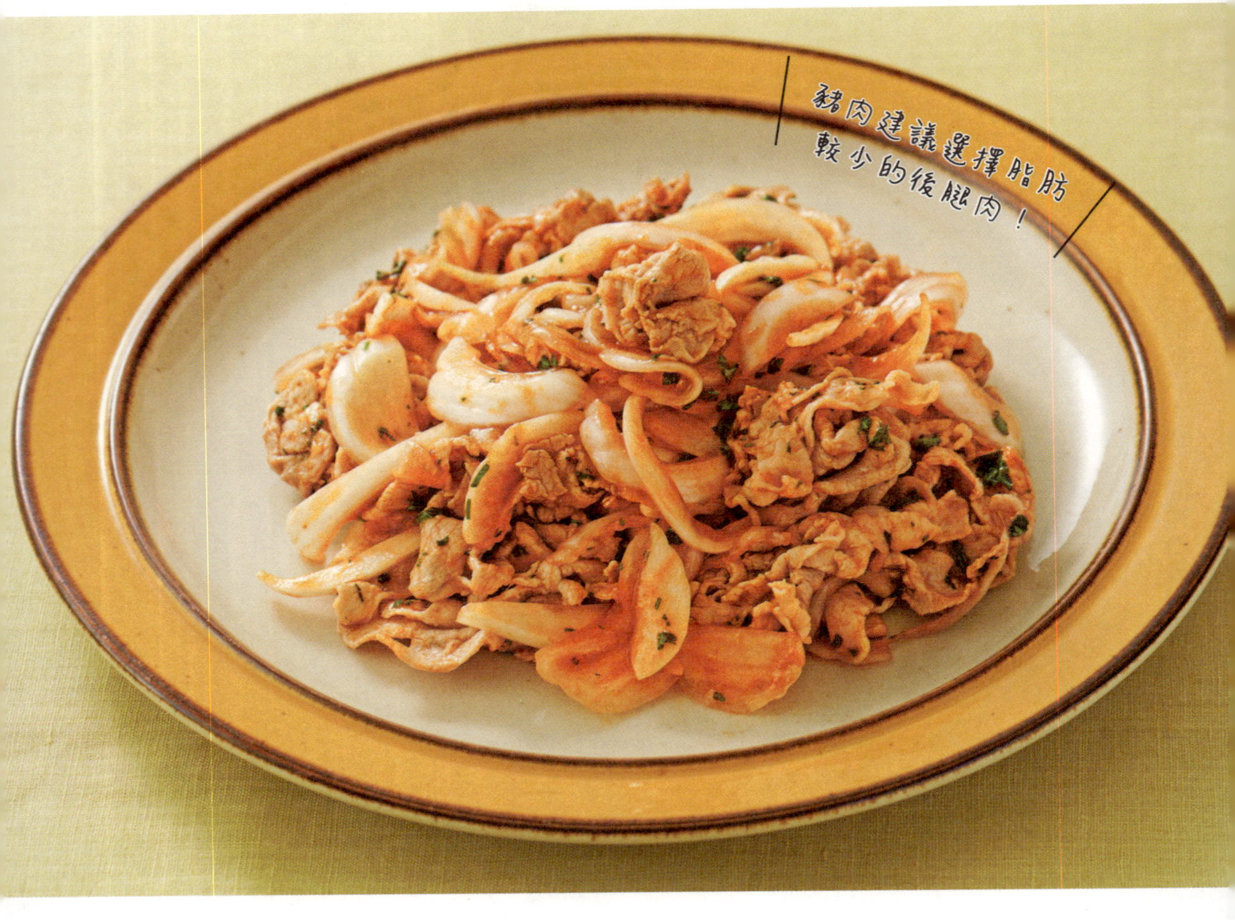

熱量	膳食纖維	脂肪	醣類	鹽分
156 kcal	1.1 g	7.4 g	9.2 g	0.9 g

涮豬肉佐番茄醬

材料　2人份

涮涮鍋用豬肉片…150克

新洋蔥…1/2顆（縱向薄切）

（註：指採收後立即出貨的洋蔥）

香芹…1大匙（切碎）

A

番茄醬…2大匙

醋…1大匙

蔗砂糖…1/2小匙

鹽、胡椒…各少許

橄欖油…1小匙

蒜泥…少許

作法

1 將A放入碗中混合，再加入新洋蔥和香芹拌勻。

2 燒一鍋水，將豬肉逐片放入並攪散，煮至變色後撈起，再瀝乾水分。趁熱加入步驟1的材料中，充分拌勻即可。

可提前製作
可冷藏保存2～3天

菇菇雞肉丸

材料　2 人份

雞絞肉…150 克

金針菇…1/2 小把（切碎）

薑汁…1 小匙

酒…2 小匙

太白粉…1 大匙

鹽、胡椒…各少許

玄米油（可用麻油代替）…2 小匙

沙拉菜…2 片

A

醬油、味醂、酒…各 1/2 大匙

作法

1 將雞絞肉、金針菇、薑汁、酒、太白粉、鹽和胡椒混合拌勻，分成 6 等分，並捏成橢圓形的雞肉丸。

2 在平底鍋中塗抹玄米油，將步驟 1 的雞肉丸排好，開中火加熱。當雞肉丸有超過一半的厚度變成白色時，翻面繼續煎，並加入 A 翻炒使雞肉丸均勻裹上醬汁。最後盛盤，並以沙拉菜裝飾。

可冷凍保存
1個月

可提前製作
可冷藏保存2～3天

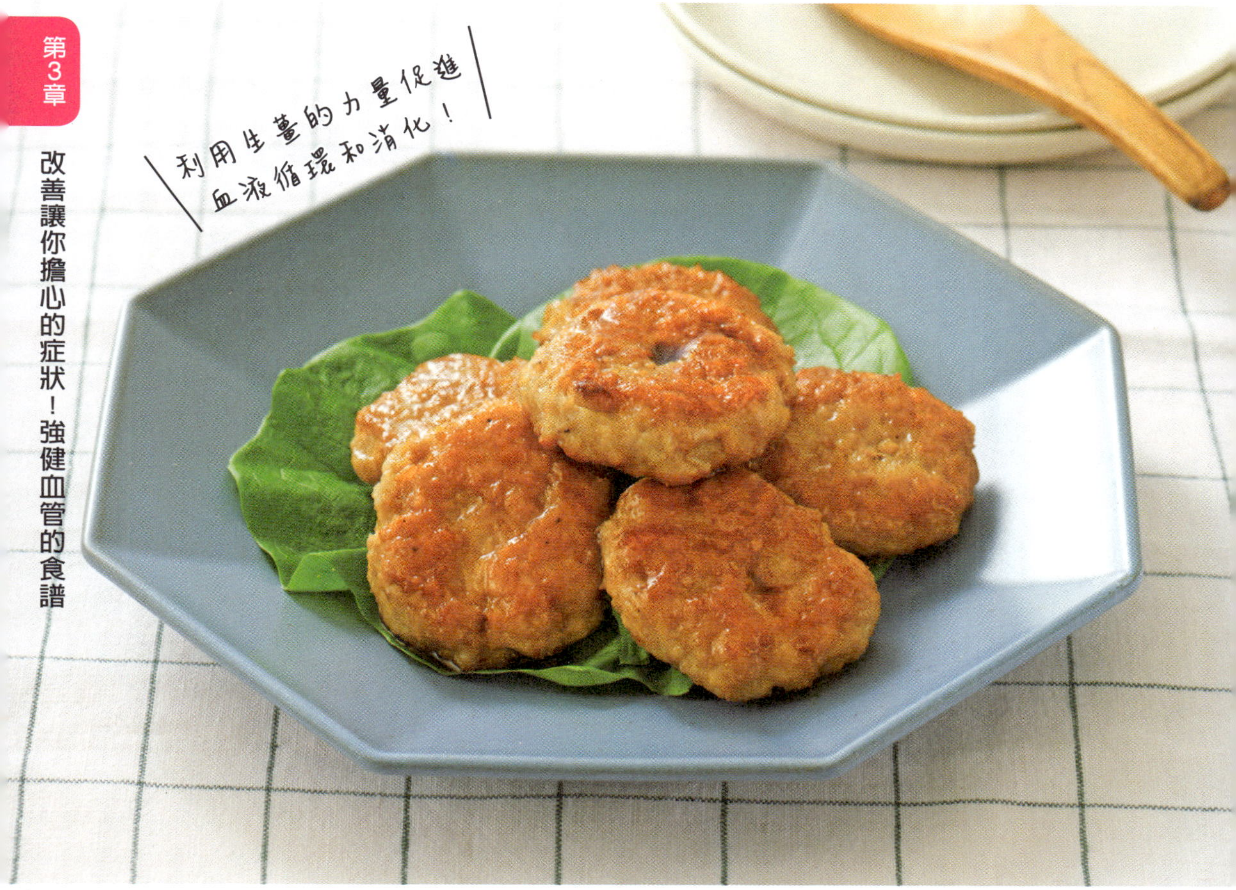

熱量	膳食纖維	脂肪	醣類	鹽分
197 kcal	1.0 g	12.1 g	7.4 g	1.0 g

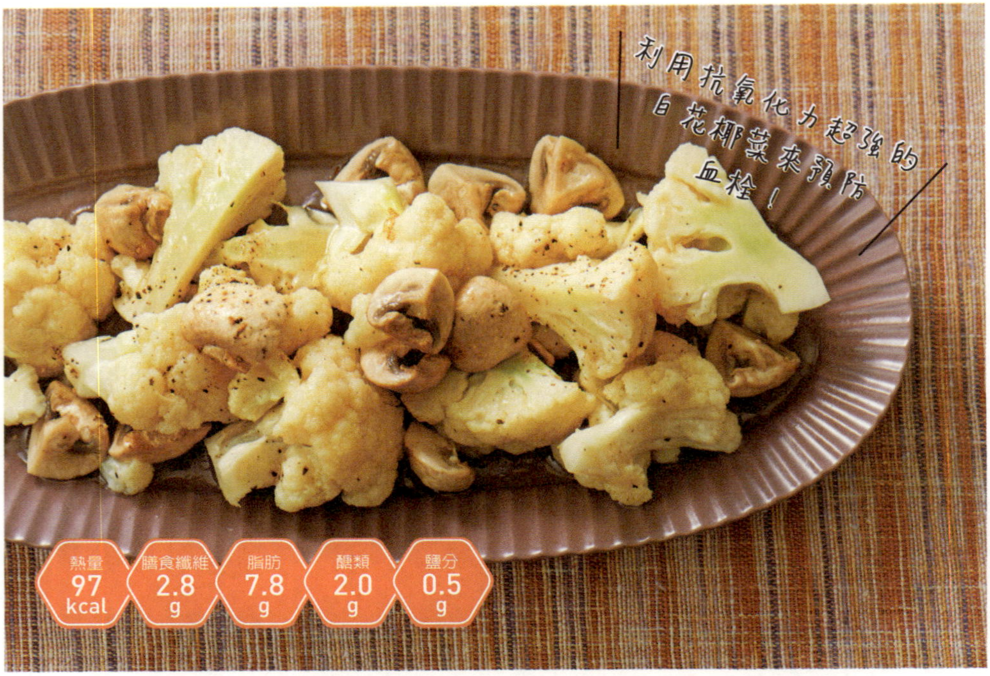
利用抗氧化力超強的
白花椰菜來預防
血栓！
熱量
97
kcal
膳食纖維
2.8
g
脂肪
7.8
g
醣類
2.0
g
鹽分
0.5
g

白花椰菜蘑菇醃漬沙拉

材料　2人份

白花椰菜…150克（1/3顆，切成小朵）

蘑菇…4個（切成4等分）

法式沙拉醬※…2大匙（可使用市售品）

※將醋（1/3杯）、鹽（1小匙）、蔗砂糖（1/2小匙）、粗粒黑胡椒（少許）混合，再加入橄欖油（1/2杯）拌勻（保存期限：可冷藏保存2週）。

作法

1 將白花椰菜和蘑菇放入耐熱碗中，輕輕蓋上保鮮膜，放入微波爐加熱3分鐘。

2 加入法式沙拉醬拌勻即可。

可提前製作
可冷藏保存2～3天

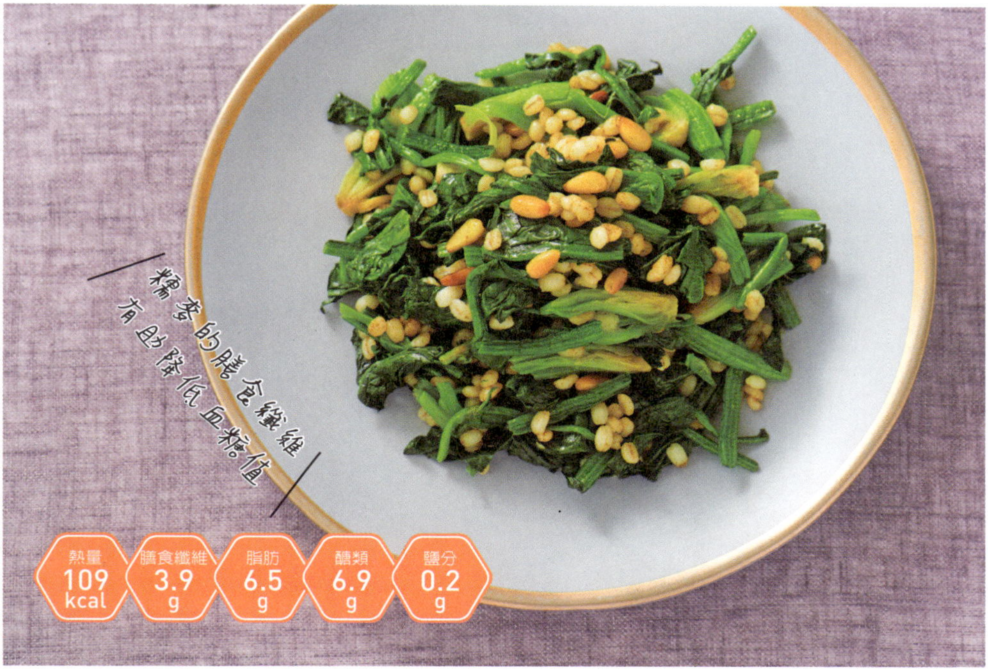
糯麥的膳食纖維
有助降低血糖值
熱量 109 kcal
膳食纖維 3.9 g
脂肪 6.5 g
醣類 6.9 g
鹽分 0.2 g

咖哩炒菠菜與糯麥

材料　2人份

菠菜…1/2把

（150克，川燙後切成3～4公分長）

糯麥（煮熟的）…50克

松子…1大匙

橄欖油…1/2大匙

咖哩粉…1/2小匙

鹽…少許

作法

1 將橄欖油和咖哩粉放入平底鍋中，開小火加熱。

2 當咖哩粉散發香味時，加入松子，翻炒至香味四溢。接著加入菠菜和糯麥繼續翻炒，最後用鹽調味即可。

可冷凍保存
1個月

可提前製作
可冷藏保存2～3天

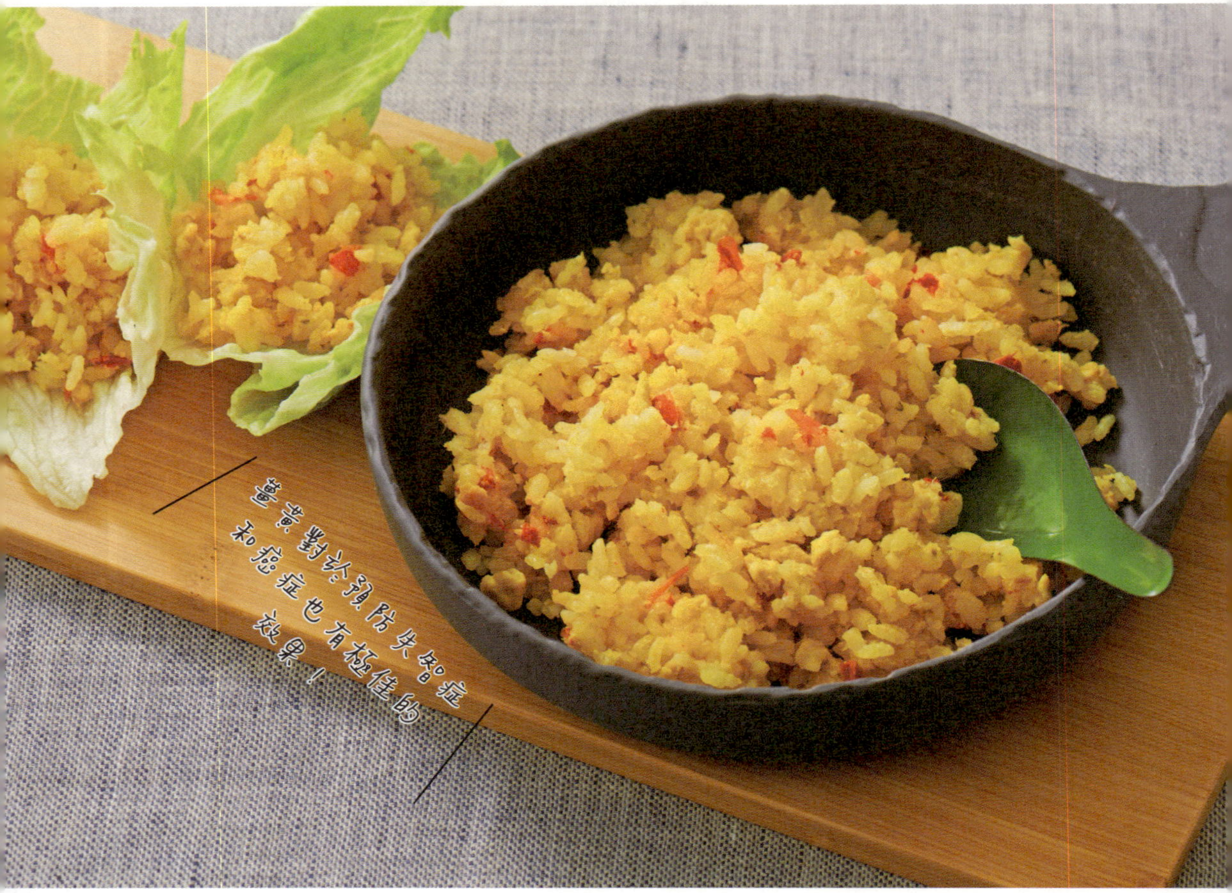

熱量	膳食纖維	脂肪	醣類	鹽分
352 kcal	3.9 g	7.9 g	53.5 g	0.7 g

小扁豆、雞絞肉與甜椒炊飯

材料　4 人份

白米…1 又 1/2 合（洗淨後瀝乾）

小扁豆…1/2 合（稍微洗淨後瀝乾）

雞絞肉…150 克

紅色甜椒…1/2 顆（切成與小扁豆相同大小的小丁）

蒜泥…少許

橄欖油…1 大匙

薑黃…1 小匙（可用咖哩粉代替）

法式清湯顆粒…2 小匙

白酒…2 大匙

生菜…2 ～ 3 片（撕成大塊）

作法

1 在平底鍋中加熱橄欖油，放入雞絞肉炒至鬆散。加入蒜泥和紅色甜椒，快速翻炒。再加入薑黃和白酒，繼續炒至水分揮發。

2 將白米和小扁豆放入電子鍋內鍋。加入略少於 2 合的水，再加入法式清湯顆粒輕輕攪拌，然後將步驟 1 的材料均勻鋪在上面，開始煮飯。

3 煮熟後將所有材料攪拌均勻，搭配生菜包著食用。

可冷凍保存
1個月

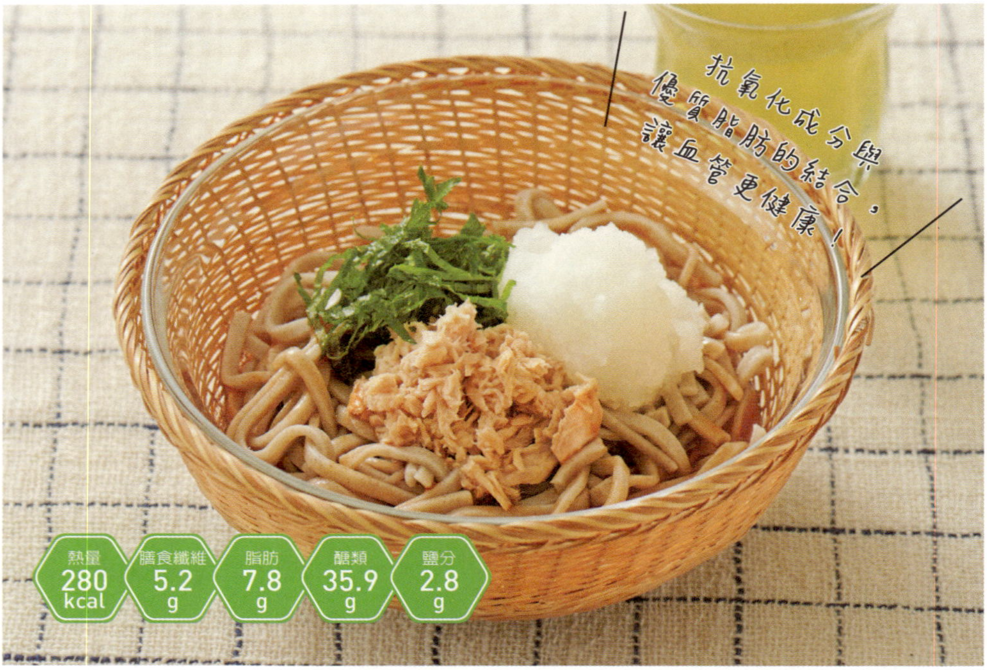
抗氧化成分與
優質脂肪的結合，
讓血管更健康！
熱量
280
kcal
膳食纖維
5.2
g
脂肪
7.8
g
醣類
35.9
g
鹽分
2.8
g

茄汁鮪魚與紫蘇、白蘿蔔拌蕎麥麵

材料　2 人份

鮪魚罐頭（油漬）…1 罐
（70 克，稍微瀝掉罐內湯汁）

紫蘇葉…4 ～ 5 片（切細絲）

蘿蔔…200 克（磨成泥，擠乾水分）

蕎麥麵…2 球
（煮熟後過冷水沖涼，再瀝乾水分）

鰹魚醬油露（4 倍濃縮）…1/5 杯

番茄汁（無鹽）…3/4 杯

作法

1 將鰹魚醬油露與番茄汁混合均勻。

2 將蕎麥麵盛入容器中，擺上鮪魚、紫蘇葉與蘿蔔泥，淋上步驟 1 調製的醬汁，拌勻即可享用。

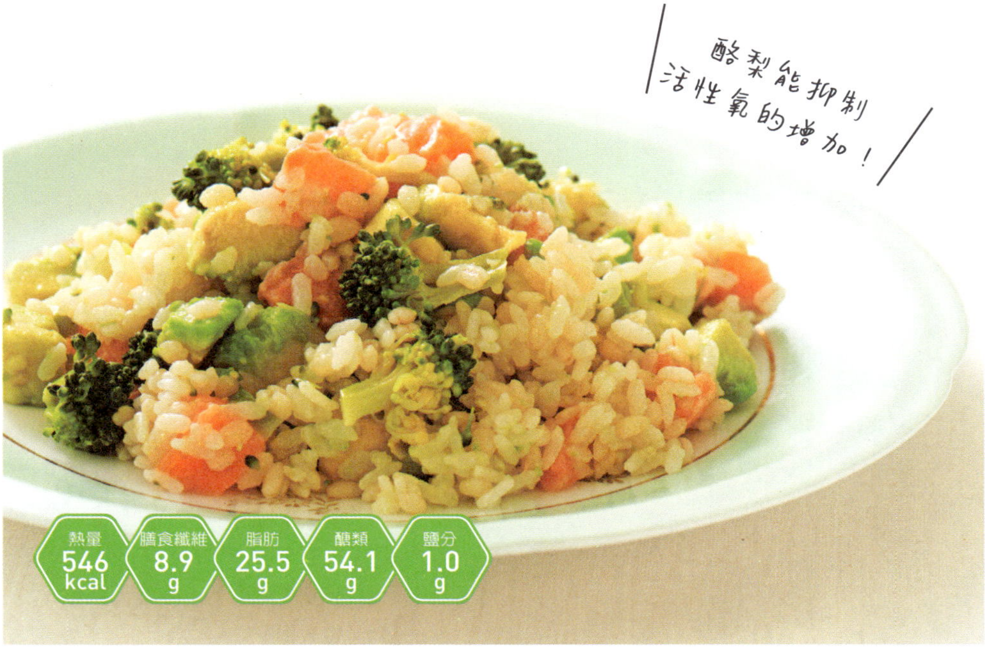
酪梨能抑制
活性氧的增加！
熱量
546
kcal
膳食纖維
8.9
g
脂肪
25.5
g
醣類
54.1
g
鹽分
1.0
g

酪梨鮭魚綠花椰菜米沙拉

材料 2人份

酪梨…1顆

（縱切對半，去籽並去皮，再切成小丁）

鮭魚（生魚片用）…100克

（切成與酪梨相同大小的小丁）

綠花椰菜…1/3顆（約100克）

（切成小朵，用平底鍋蒸煮後切小）

混合糯麥的米飯…300克

A

醋…2大匙

橄欖油…1大匙

蔗砂糖…1/2小匙

鹽…1/3小匙

作法

1 將A混合均勻。

2 將混合糯麥的米飯、酪梨、鮭魚和綠花椰菜混合後，加入步驟1的調味料拌勻即可。

豬肉豆芽菜韭菜越南河粉

材料　2人份

越南河粉…2球（約140克）

涮涮鍋用豬肉…150克

豆芽菜…1/2包（100克）

韭菜…1/2把（切成4公分長）

水…3杯

雞骨高湯粉…2小匙

魚露…1小匙

檸檬切片…2片

白胡椒…少許

作法

1 在鍋中煮足夠的水，將越南河粉放入水中煮5分鐘（依照包裝上標示的時間），瀝乾水分後盛入器皿中。

2 用步驟1的熱水將豆芽菜迅速燙熟，鋪在越南河粉上。接著，將豬肉逐片放入同一鍋熱水並稍微攪散，煮至變色後撈起，與韭菜一起鋪在越南河粉上。

3 將水和雞骨高湯粉加熱，用魚露調味，然後淋在步驟2的食材上，再灑上白胡椒，最後附上檸檬切片即可。

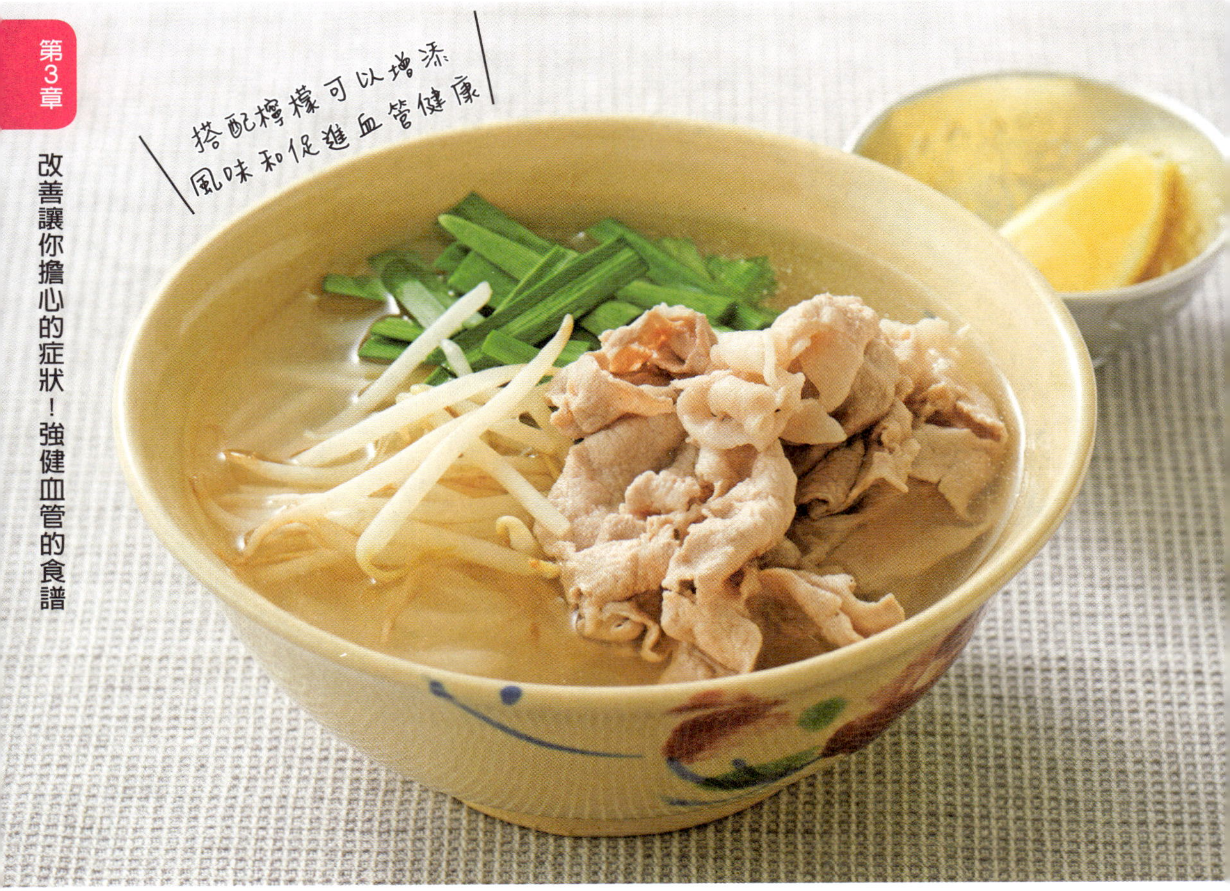

熱量	膳食纖維	脂肪	醣類	鹽分
352 kcal	1.3 g	5.5 g	60.0 g	2.4 g

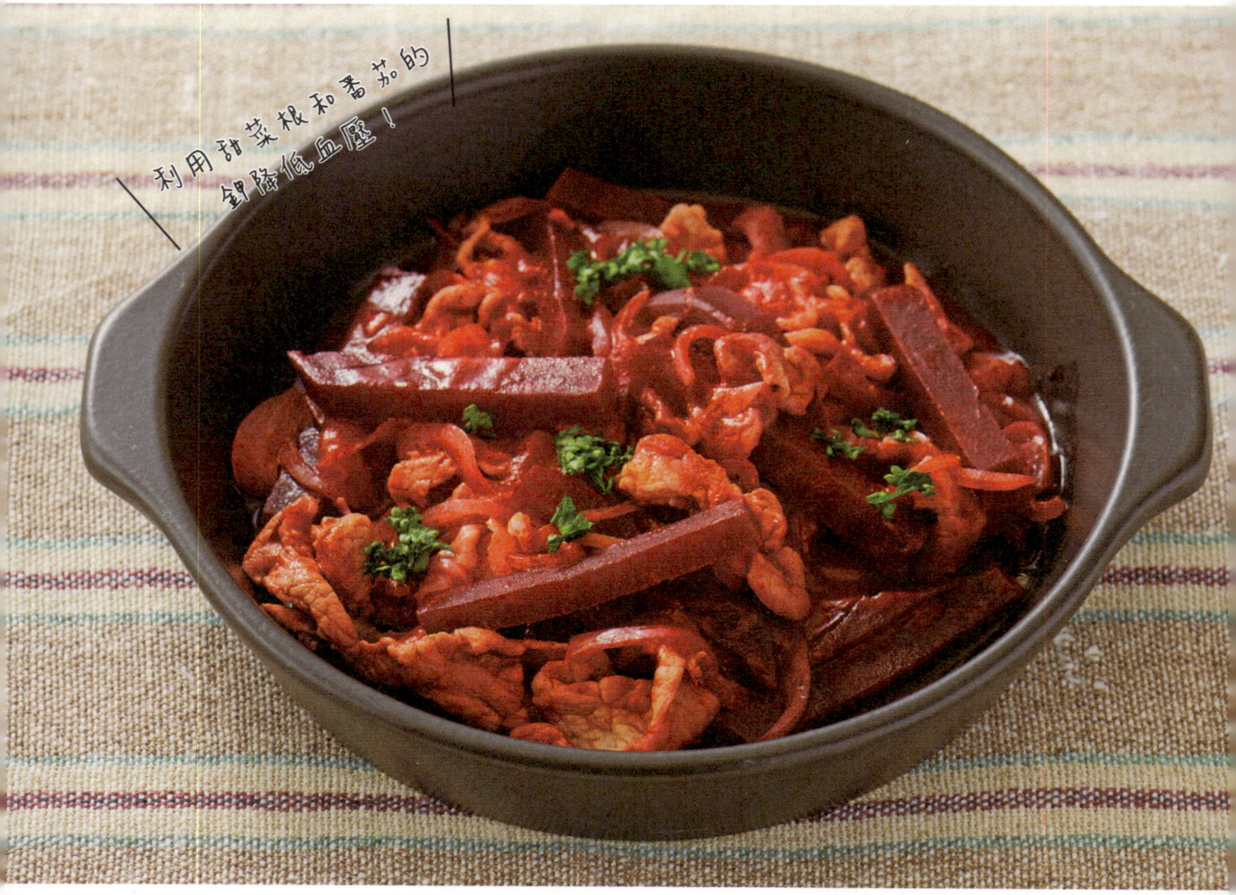

熱量	膳食纖維	脂肪	醣類	鹽分
244 kcal	3.0 g	13.3 g	11.6 g	1.3 g

甜菜根豬肉洋蔥燉煮番茄

材料　2人份

豬碎肉…150克

鹽、胡椒…各少許

煮熟的甜菜根（或水煮甜菜根）…100克（切成粗條狀）

洋蔥…1/2顆（縱向切成薄片）

大蒜…1小瓣（切碎）

番茄汁（無鹽）…1杯

橄欖油…1大匙

法式清湯顆粒…1小匙

鹽、胡椒…各少許

香芹…少許（切碎）

作法

1 將鹽和胡椒均勻地塗抹在豬肉上。

2 在平底鍋中加入橄欖油與大蒜，用小火炒香，接著加入洋蔥，炒至變軟。

3 在步驟2的鍋中加入豬肉繼續炒，待豬肉變色後，加入甜菜根、番茄汁和法式清湯顆粒，再煮約5分鐘。最後以鹽調味，撒上胡椒與香芹即可。

可冷凍保存
1個月

可提前製作
可冷藏保存2～3天

薑燒雞肉與球芽甘藍

材料　2人份

雞胸肉…200克（斜切）

酒…1大匙

太白粉…1大匙

球芽甘藍…6顆（在根部劃淺十字切口，放入加鹽的熱水中川燙約3分鐘，然後切成兩半）

玄米油…1大匙

A

薑泥…1小塊分量

高湯…1/4杯

醬油、味醂…各2小匙

作法

1 將酒均勻塗抹在雞肉上，靜置約5分鐘。將雞肉的水分擦乾後，裹上薄薄一層太白粉。

2 以中火加熱平底鍋中的玄米油，將步驟1的雞肉兩面煎熟。同時利用鍋中的空位，快速煎一下球芽甘藍。

3 淋上調好的A，使食材均勻裹上醬汁。

可冷凍保存
1個月

可提前製作
可冷藏保存2～3天

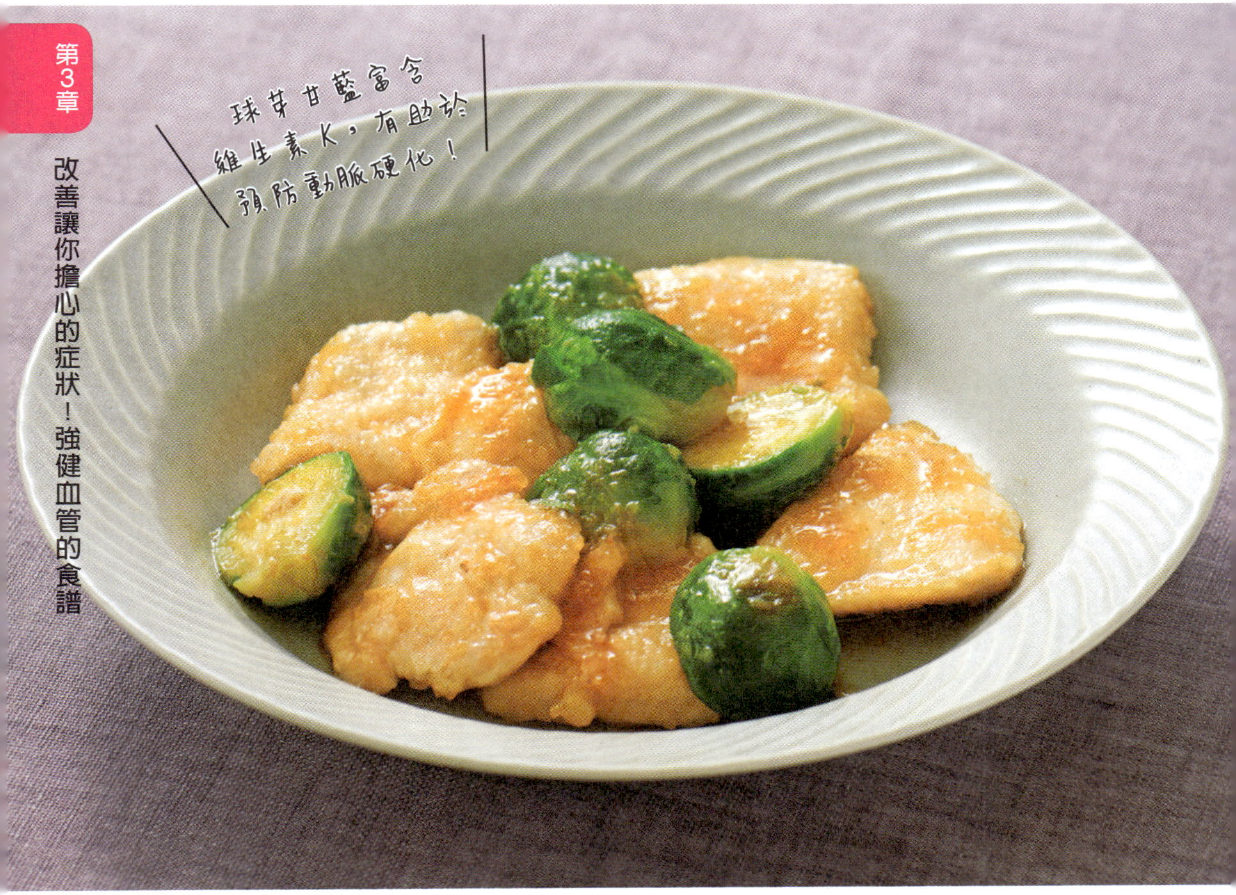

熱量	膳食纖維	脂肪	醣類	鹽分
234 kcal	2.2 g	11.3 g	9.2 g	1.1 g

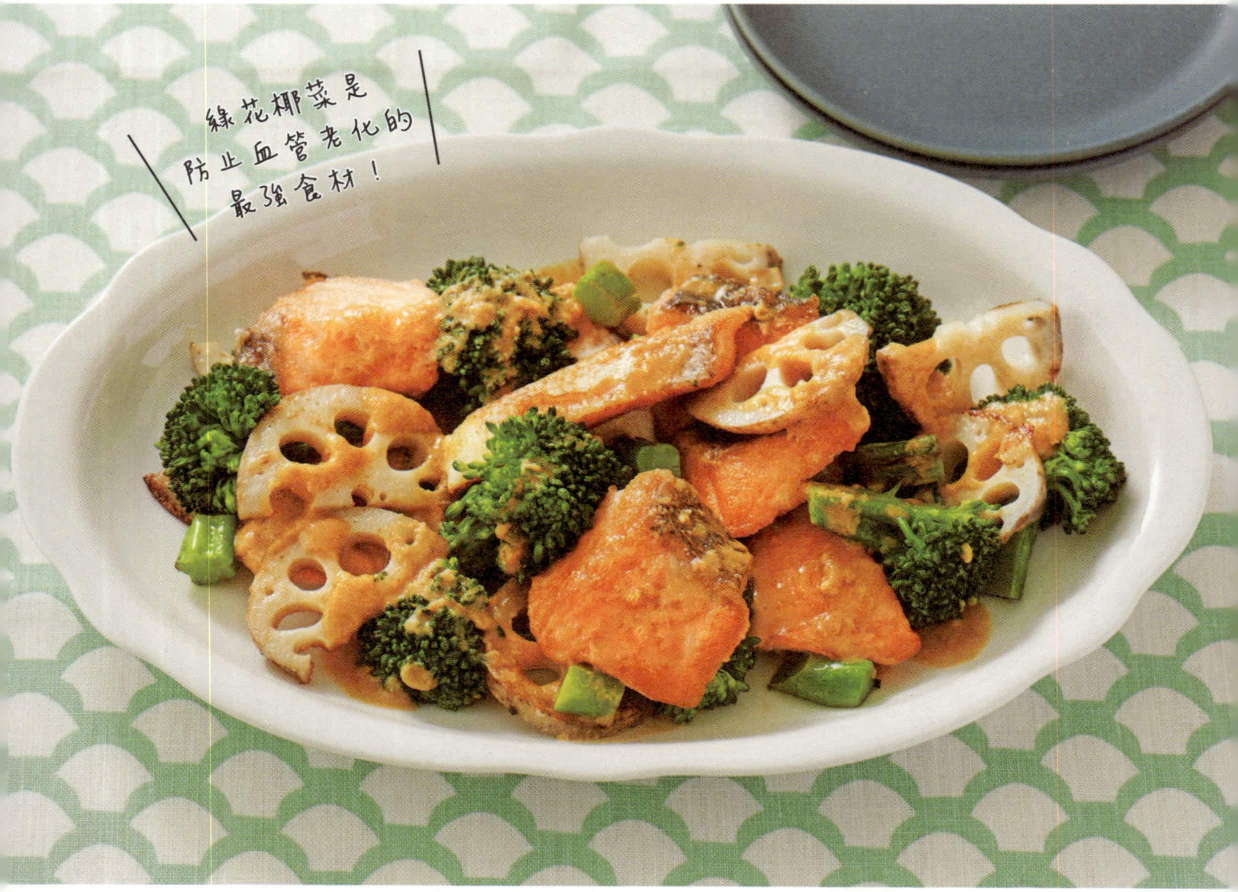

熱量	膳食纖維	脂肪	醣類	鹽分
313 kcal	4.6 g	14.8 g	13.9 g	1.9 g

平底鍋蒸鮭魚、蓮藕與綠花椰菜

材料 2人份

生鮭魚…2片（每片斜切成3～4等分的薄片）

酒…1大匙

太白粉…1大匙

蓮藕…100g（切成7毫米的半月形）

綠花椰菜…1/3包（100克，分成小朵）

玄米油…1大匙

鹽…少許

A

柑橘醋醬汁…2大匙

芝麻醬…1大匙

作法

1 在鮭魚上灑酒，靜置5分鐘，然後擦乾水分，並裹上薄薄一層太白粉。

2 以中火加熱平底鍋中的玄米油，將步驟1的鮭魚兩面煎熟。同時在鍋中空位放入蓮藕和綠花椰菜，撒鹽加蓋後以小火蒸煮4～5分鐘。

3 將調好的A淋在食材上即可。

可提前製作
可冷藏保存2～3天

鯖魚罐頭炒苦瓜

材料　2 人份

鯖魚罐頭（水煮）…1 罐（200 克）

苦瓜…1/2 條（去薄膜並切薄片）

豆芽菜…1/2 包（100 克）

木棉豆腐…1/2 塊

（瀝乾水分，切成容易入口的大小）

玄米油…1 大匙

醬油…1 小匙

鹽、胡椒…各少許

作法

1 在平底鍋中加熱一半的玄米油，將木棉豆腐煎至微焦，撒少許鹽後取出備用。

2 在平底鍋中加熱剩下的玄米油，快速翻炒苦瓜和豆芽菜。加入鯖魚罐頭的湯汁拌炒均勻。接著加入鯖魚罐頭的魚肉，將其稍微弄碎，趁湯汁尚未完全收乾時將豆腐放回鍋中，繼續翻炒至湯汁收乾。最後淋上醬油，快速翻炒，再用鹽調味，撒上胡椒即可。

可提前製作
可冷藏保存2～3天

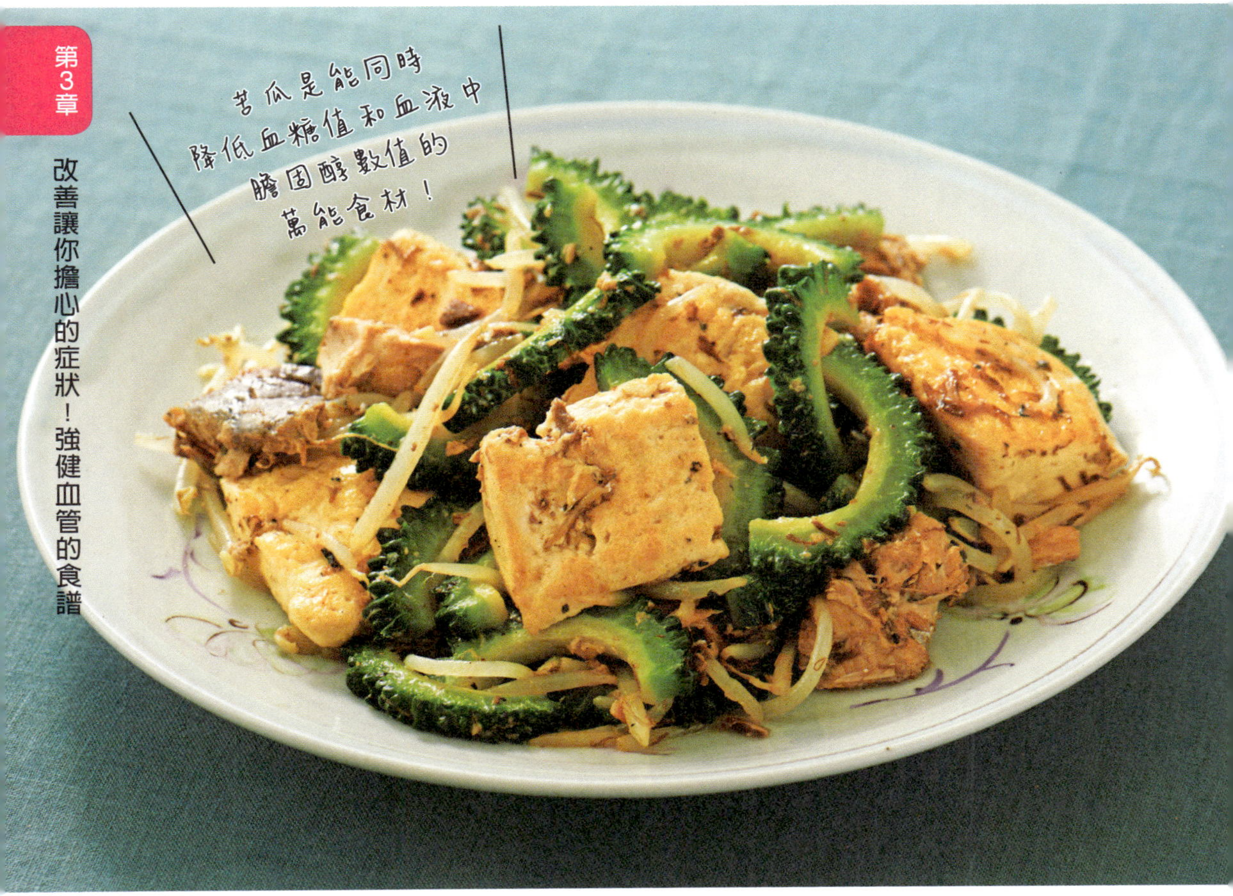
苦瓜是能同時
降低血糖值和血液中
膽固醇數值的
萬能食材！

熱量	膳食纖維	脂肪	醣類	鹽分
291 kcal	2.8 g	18.1 g	2.1 g	1.5 g

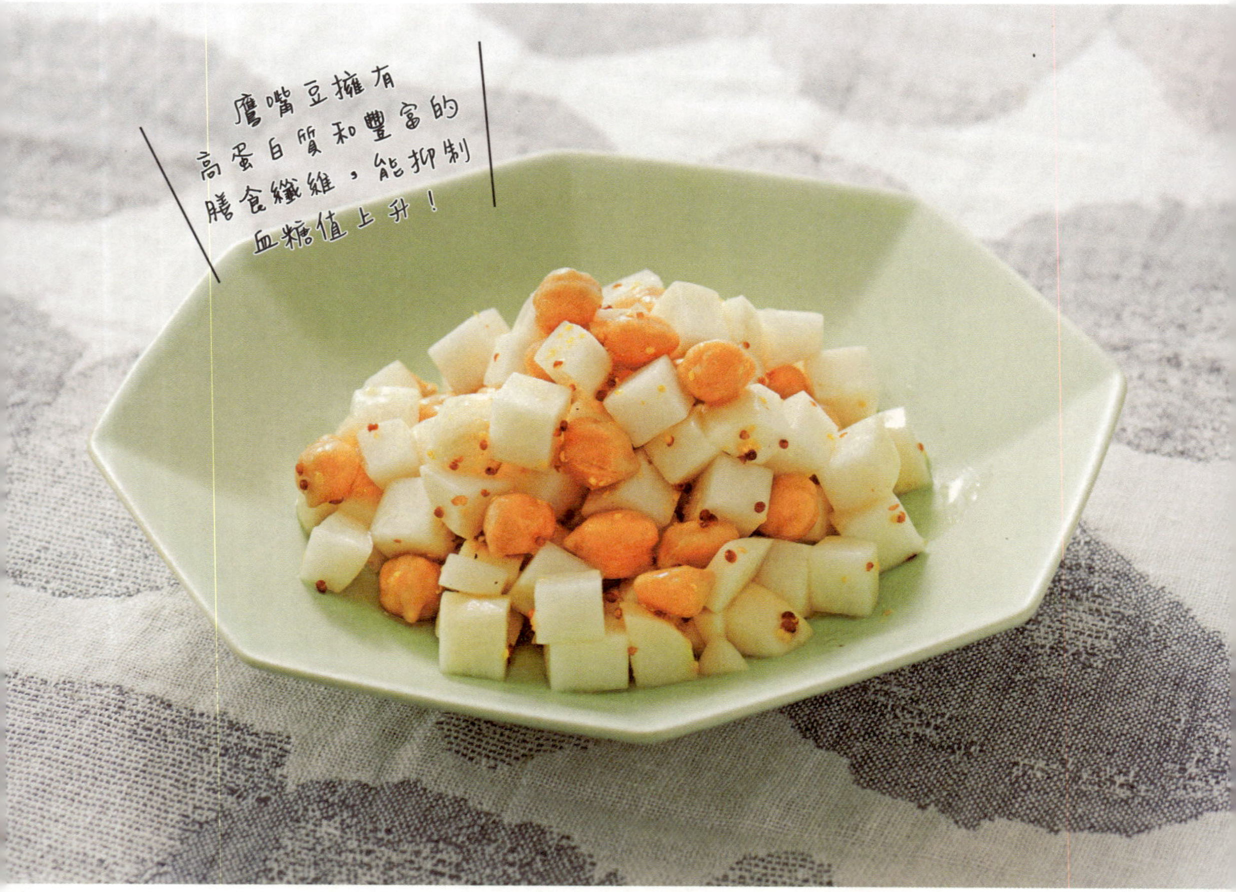
鷹嘴豆擁有
高蛋白質和豐富的
膳食纖維，能抑制
血糖值上升！

熱量	膳食纖維	脂肪	醣類	鹽分
91 kcal	4.0 g	4.8 g	6.6 g	0.4 g

蕪菁鷹嘴豆黃芥末沙拉

材料　2人份

蕪菁…2小顆
（140克，連皮切成與鷹嘴豆相同大小的小丁）
鷹嘴豆（乾燥包裝）…50克

A
顆粒黃芥末…1小匙
法式沙拉醬（參考→P.108）…1大匙
（可使用市售品）

作法

1 將A混合，加入蕪菁與鷹嘴豆拌勻。

可提前製作
可冷藏保存2～3天

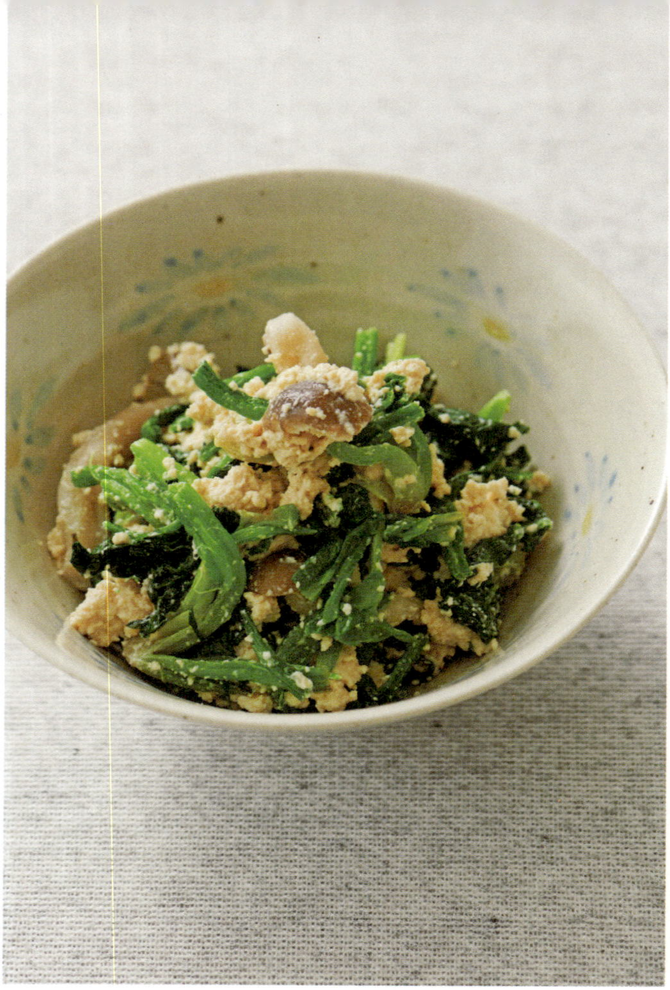

熱量 138 kcal
膳食纖維 4.6 g
脂肪 8.7 g
醣類 2.3 g
鹽分 0.8 g

涼拌菠菜菇菇豆腐

材料　2 人份

菠菜…1/2 把（150 克，川燙後切成 3 公分長，拌入 1/2 小匙醬油，擠乾水分）

鴻喜菇…1/2 包

（以微波爐加熱 1 分 30 秒，瀝乾水分）

木棉豆腐…1/2 塊（充分瀝乾水分）

A

芝麻醬…1 大匙

柑橘醋醬汁…1 大匙

作法

1 將豆腐用打蛋器或叉子弄碎，與 A 混合，再加入菠菜和鴻喜菇拌勻即可。

可提前製作
可冷藏保存2～3天

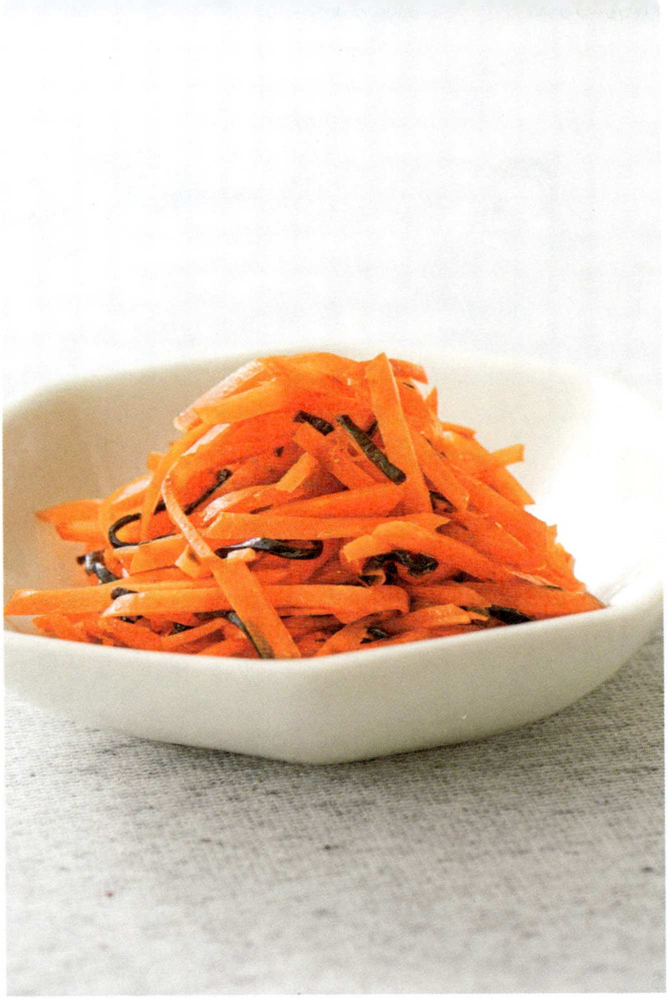

熱量
46
kcal
膳食纖維
2.2
g
脂肪
2.0
g
醣類
5.4
g
鹽分
0.6
g

紅蘿蔔拌鹽昆布

材料　2人份

紅蘿蔔…150克（連皮斜切薄片後切成細絲）

鹽昆布…6克

麻油…1小匙

作法

1 將紅蘿蔔放入耐熱盤中，輕輕蓋上保鮮膜，放入微波爐加熱2分鐘，然後將水分瀝乾。

可冷凍保存
1個月

可提前製作
可冷藏保存2～3天

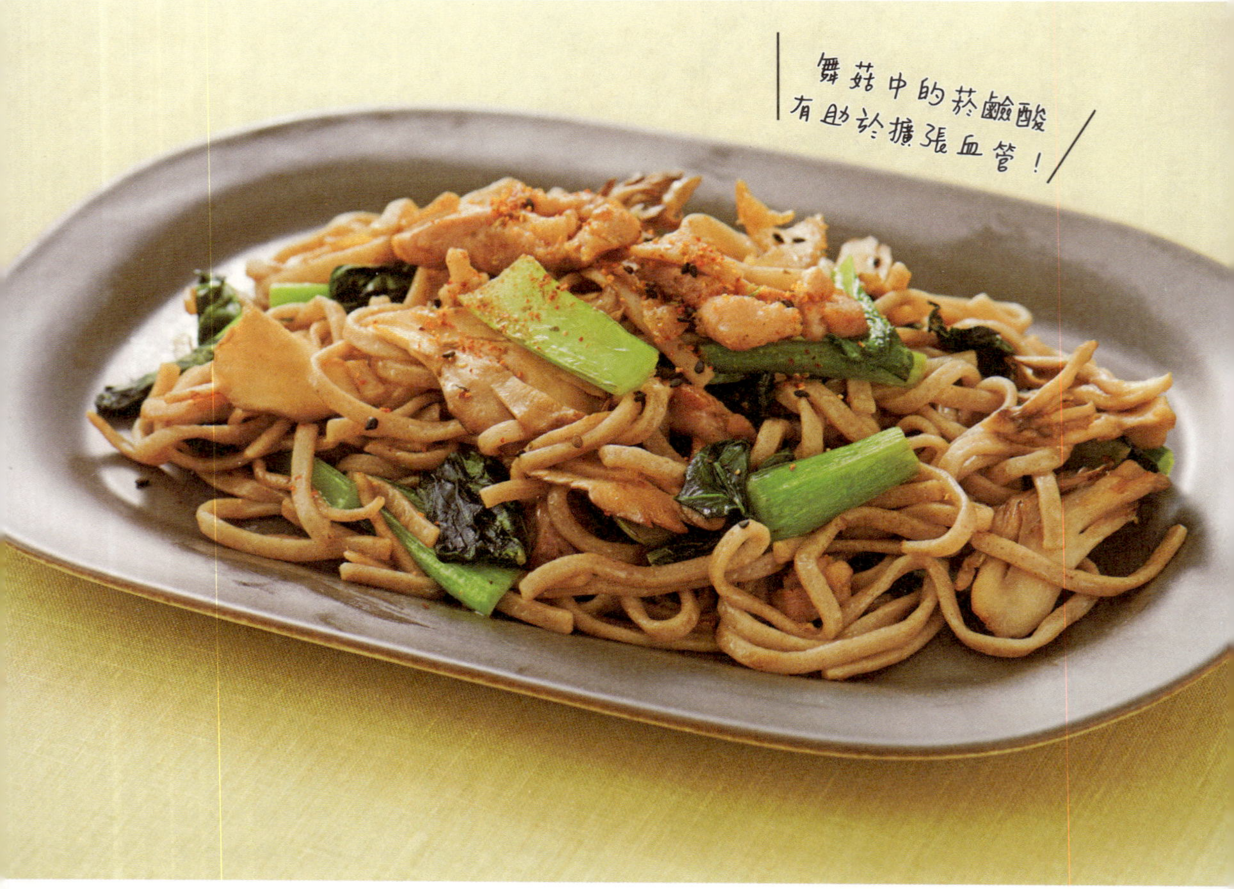

熱量	膳食纖維	脂肪	醣類	鹽分
486 kcal	8.7 g	17.3 g	51.1 g	1.5 g

菇菇雞肉蔬菜炒麵

材料　2 人份

煮熟的蕎麥麵…2 球

（打開包裝，放入微波爐加熱 2 分鐘）

舞菇…1 小包（撕成容易入口的大小）

雞腿肉…1/2 片（斜切）

小松菜…1/2 把（100 克，切成小段）

玄米油…1 大匙

柑橘醋醬汁…2 大匙

七味粉…少許

作法

1 以中火加熱玄米油，放入雞肉翻炒。當雞肉釋放油脂後，加入舞菇和小松菜。炒至蔬菜變軟後，加入蕎麥麵邊炒邊用筷子撥散，再加入柑橘醋醬汁繼續翻炒。最後盛盤，撒上七味粉即可。

微波泡菜雞蛋雜炊

材料　1 人份

糙米飯…150 克

泡菜…50 克（切碎）

蔥…2 根（切成蔥花）

雞蛋…1 顆（打散）

高湯…1 杯

醬油…1 小匙

作法

1 將蔥之外的所有材料放入耐熱容器中混合，輕輕蓋上保鮮膜，放入微波爐加熱 3 分鐘，並攪拌均勻。再蓋上保鮮膜，繼續在微波爐中加熱 2 分鐘，將所有食材再次攪拌均勻。最後將成品盛入器皿中，撒上蔥花即可。

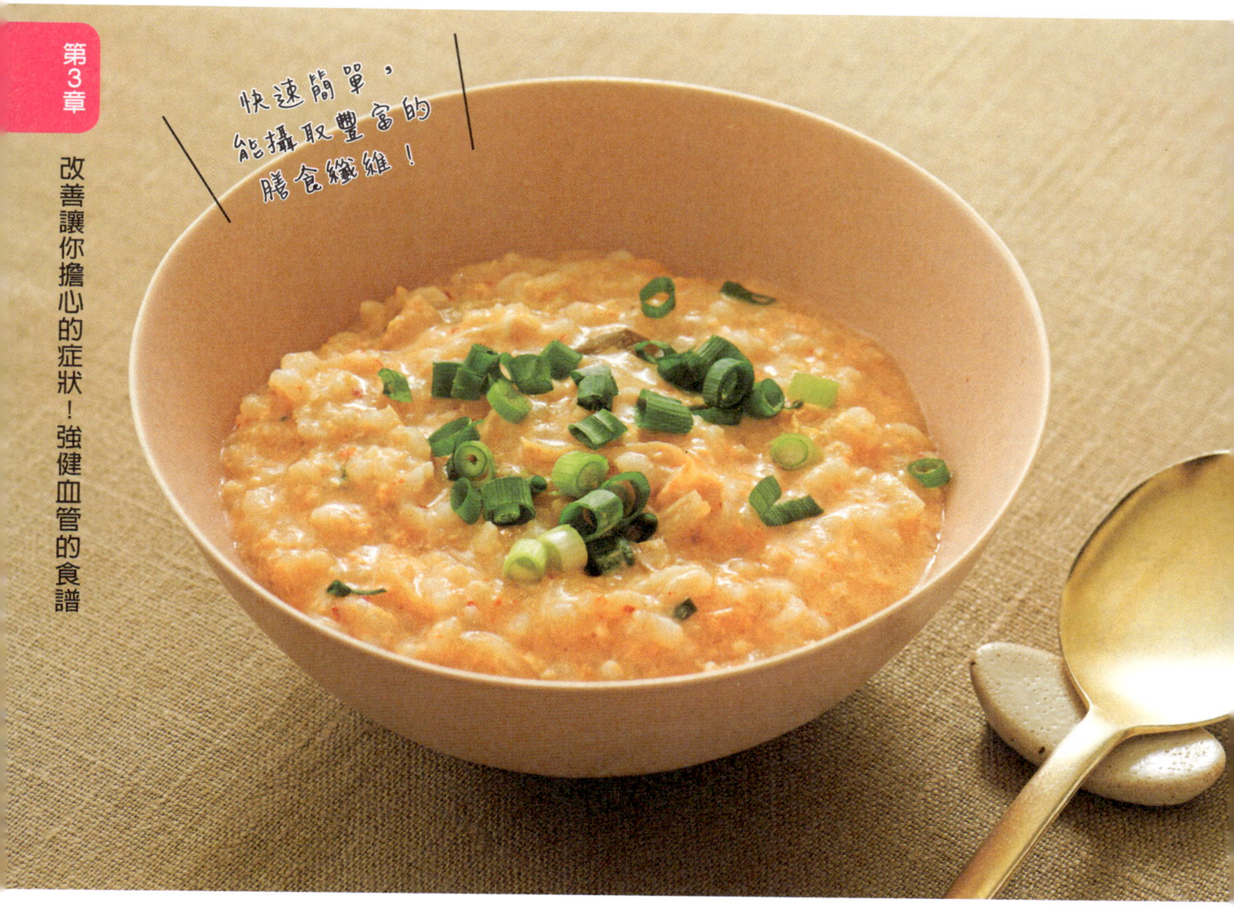

熱量	膳食纖維	脂肪	醣類	鹽分
324 kcal	3.5 g	6.1 g	54.5 g	2.7 g

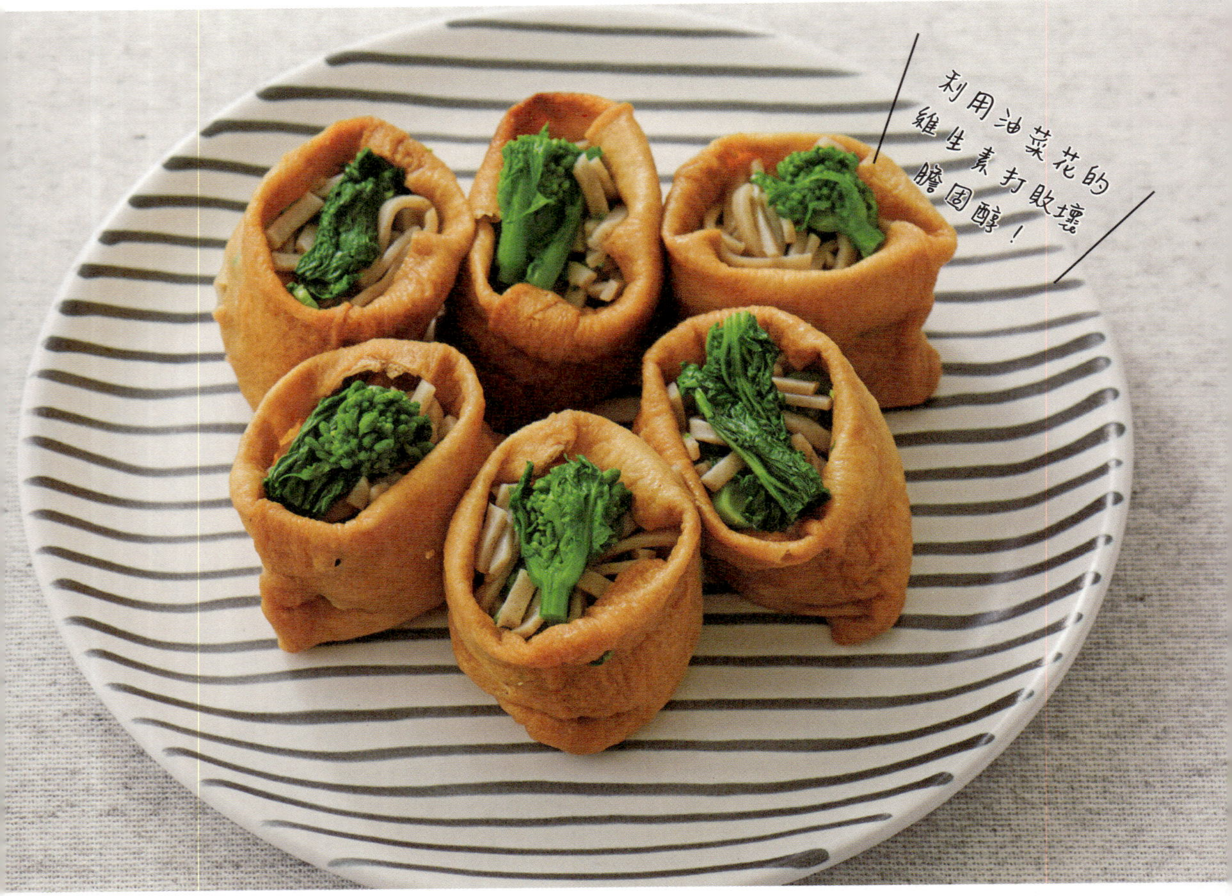

熱量	膳食纖維	脂肪	醣類	鹽分
251 kcal	4.4 g	7.4 g	30.0 g	1.3 g

蕎麥稻荷壽司

材料　2 人份

油炸豆皮…3 片
（切成兩半後以熱水燙煮，接著過冷水冷卻，擠乾水分做成袋狀）

煮熟的蕎麥麵…1 球（用熱水燙過後切成小段）

油菜花…50 克（可用水菜代替，川燙後保留約 2 公分的花穗，其餘部分粗略切碎）

A

高湯…1/3 杯

蔗砂糖、醬油、酒…各 1 大匙

作法

1 將油炸豆皮包均勻地放入鍋中，加入 A 再蓋上蓋子。以小火煮約 10 分鐘後冷卻。

2 將蕎麥麵和切碎的油菜花混合，分成 6 等分。

3 將步驟 2 的混合物填入油炸豆皮包中，在上面放置油菜花的花穗。

微波蒸白身魚

材料　2 人份

白身魚…2 片

鹽、胡椒…各少許

紅蘿蔔…4 公分（連皮切細絲）

大蒜…1 小瓣（切薄片）

白酒…2 大匙

香芹…少許（切碎）

檸檬切片…2 片

杏仁片…5 克

特級初榨橄欖油…2 小匙

作法

1 在白身魚撒上鹽和胡椒。

2 在耐熱盤上鋪上紅蘿蔔絲，放上步驟 1 的白身魚，撒上大蒜片，並淋上白酒。輕輕蓋上保鮮膜，放入微波爐加熱 3 ～ 4 分鐘蒸熟。最後撒上杏仁片，淋上特級初榨橄欖油。盛盤時撒上香芹並附上檸檬片。

可冷凍保存
1個月

可提前製作
可冷藏保存2～3天

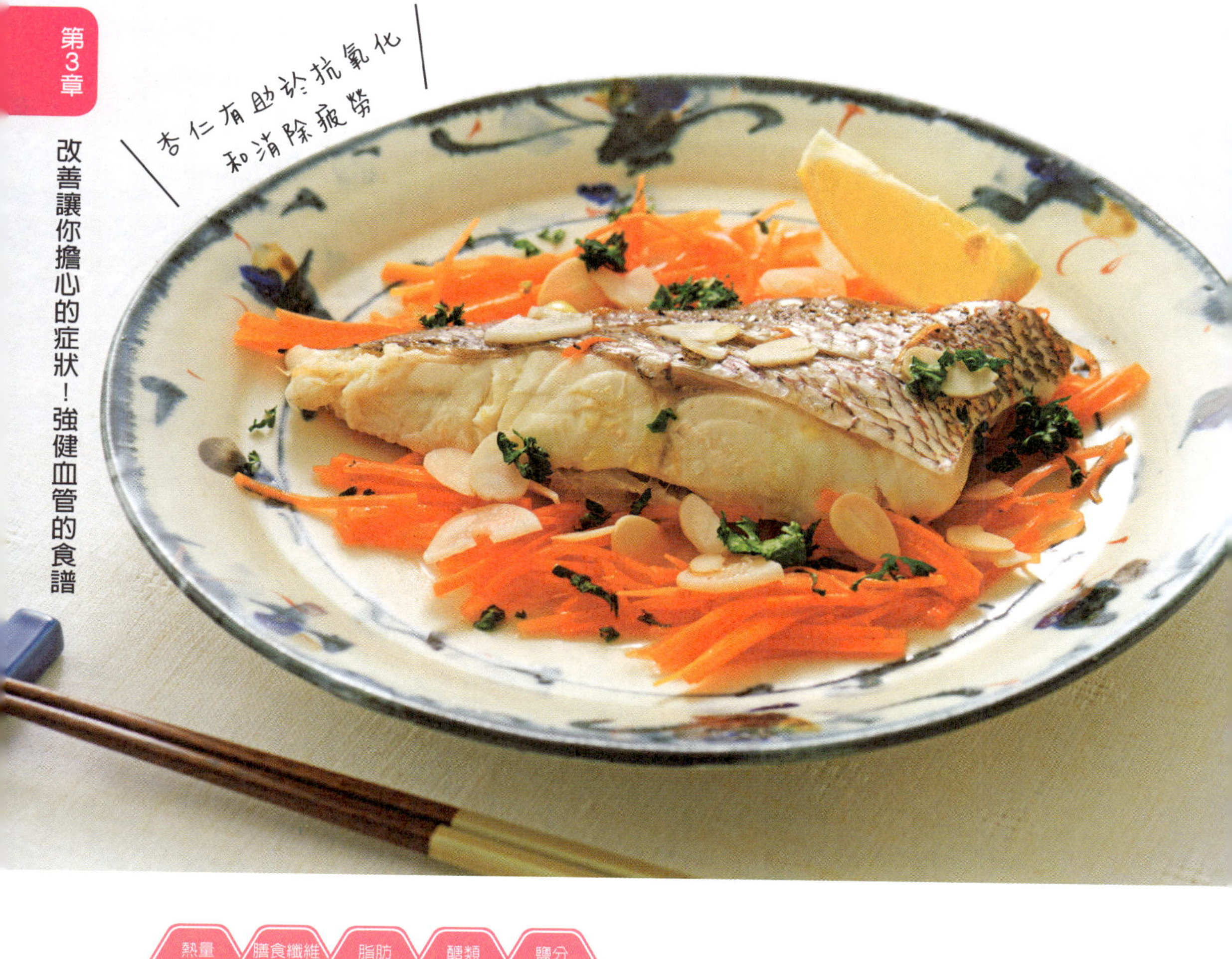

熱量	膳食纖維	脂肪	醣類	鹽分
223 kcal	1.0 g	13.2 g	3.0 g	0.4 g

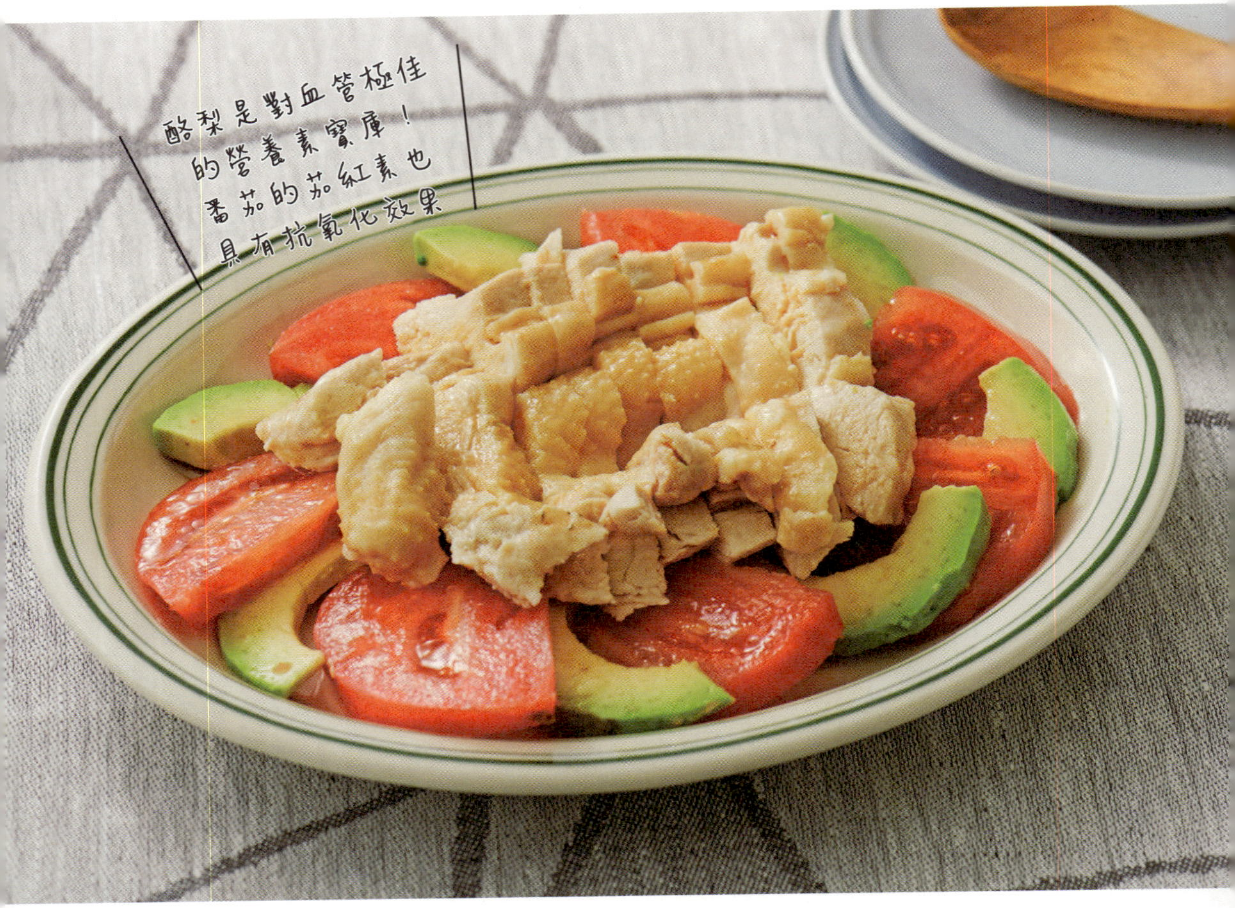
酪梨是對血管極佳
的營養素寶庫！
番茄的茄紅素也
具有抗氧化效果

熱量	膳食纖維	脂肪	醣類	鹽分
279 kcal	3.0 g	17.0 g	6.7 g	1.8 g

蒸雞肉、酪梨與番茄的豐盛沙拉

材料　2人份

雞胸肉…1小片（厚度均勻）

鹽、胡椒…各少許

酒…1大匙

酪梨…1/2顆（切成容易入口的薄片）

番茄…1顆（切成薄片）

A

柑橘醋醬汁…2大匙

亞麻仁油…1大匙

作法

1 將雞胸肉放在耐熱盤上，撒上鹽、胡椒和酒，輕輕蓋上保鮮膜後，放入微波爐加熱4分鐘。讓其自然冷卻後，切成適合入口的大小。

2 將步驟1蒸雞肉的肉汁和A混合。

3 在器皿中擺放蕃茄和酪梨，然後放上蒸雞肉，最後淋上步驟2調好的醬汁即可。

番茄燉黃豆

材料　2 人份

蒸熟的黃豆…90 克（其中一半壓碎）

豬絞肉…100 克

櫛瓜…1/4 根（切成約 7 毫米的小丁）

洋蔥…1/4 顆（切碎）

大蒜…1 小瓣（切薄片）

水煮番茄罐頭…1/2 罐（壓碎）

橄欖油…1 大匙

番茄醬…1 大匙

法式清湯顆粒…1 小匙

鹽、胡椒…各少許

作法

1 用橄欖油炒香大蒜和洋蔥，炒至變軟後加入豬絞肉，繼續翻炒至肉末變得鬆散。再加入黃豆和櫛瓜，快速翻炒。

2 將番茄罐頭的番茄、法式清湯顆粒和番茄醬加入步驟 1 的鍋中，煮約 5 分鐘，最後用鹽和胡椒調味即可。

可冷凍保存
1個月

可提前製作
可冷藏保存2～3天

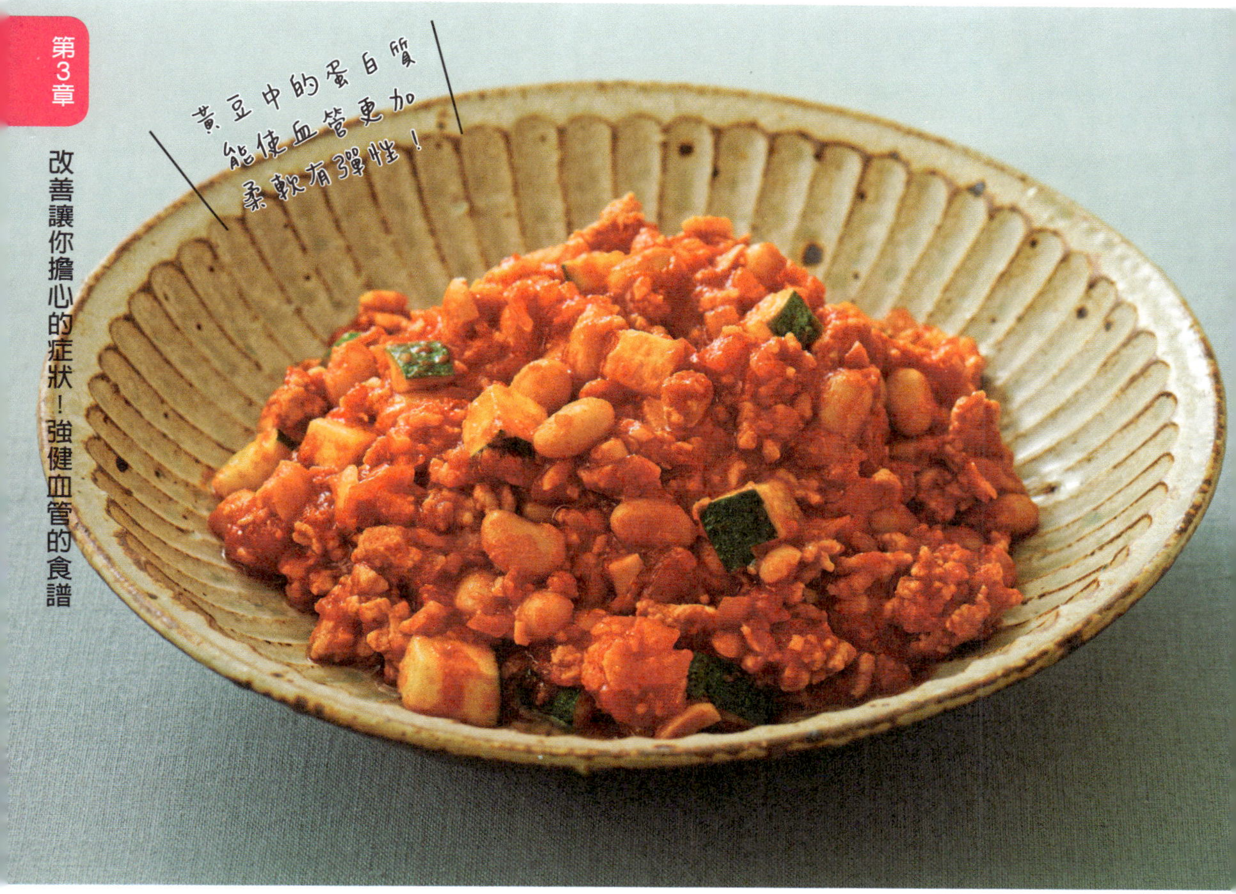

熱量	膳食纖維	脂肪	醣類	鹽分
289 kcal	7.0 g	18.3 g	9.9 g	1.5 g

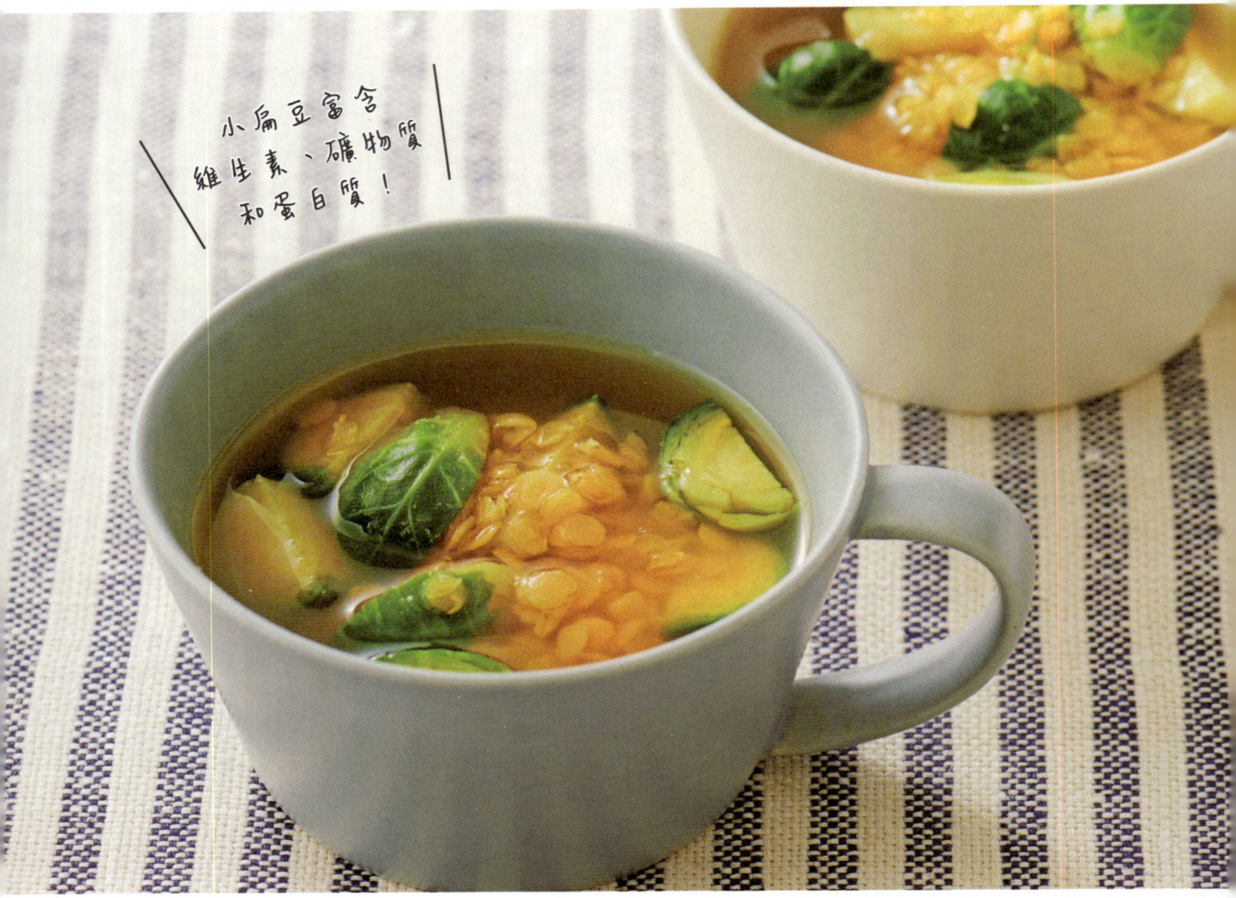

熱量 54 kcal | 膳食纖維 3.2 g | 脂肪 0.3 g | 醣類 7.2 g | 鹽分 1.0 g

小扁豆咖哩湯

材料　2人份

小扁豆（乾燥）…2 大匙（簡單沖洗）

球芽甘藍…4 顆（切成 4 等分）

水…2 杯

法式清湯顆粒…1/2 大匙

薑黃…1/5 小匙（可用咖哩粉代替）

作法

1 將水和小扁豆放入鍋中，以中火加熱。水煮滾後加入球芽甘藍、法式清湯顆粒和薑黃，再煮約 10 分鐘即可。

紅腰豆與甜菜根沙拉

材料　2 人份

紅腰豆（乾燥包裝或水煮）…50 克

燙過的甜菜根（或水煮等）…100 克

（切成小丁）

核桃…10 克（不包保鮮膜，放入微波爐加熱

約 30 秒，再粗略切碎）

法式沙拉醬（參考→ P.108）…2 大匙

（可使用市售品）

作法

1 將所有材料混合攪拌均勻即可。

可提前製作
可冷藏保存1～2天

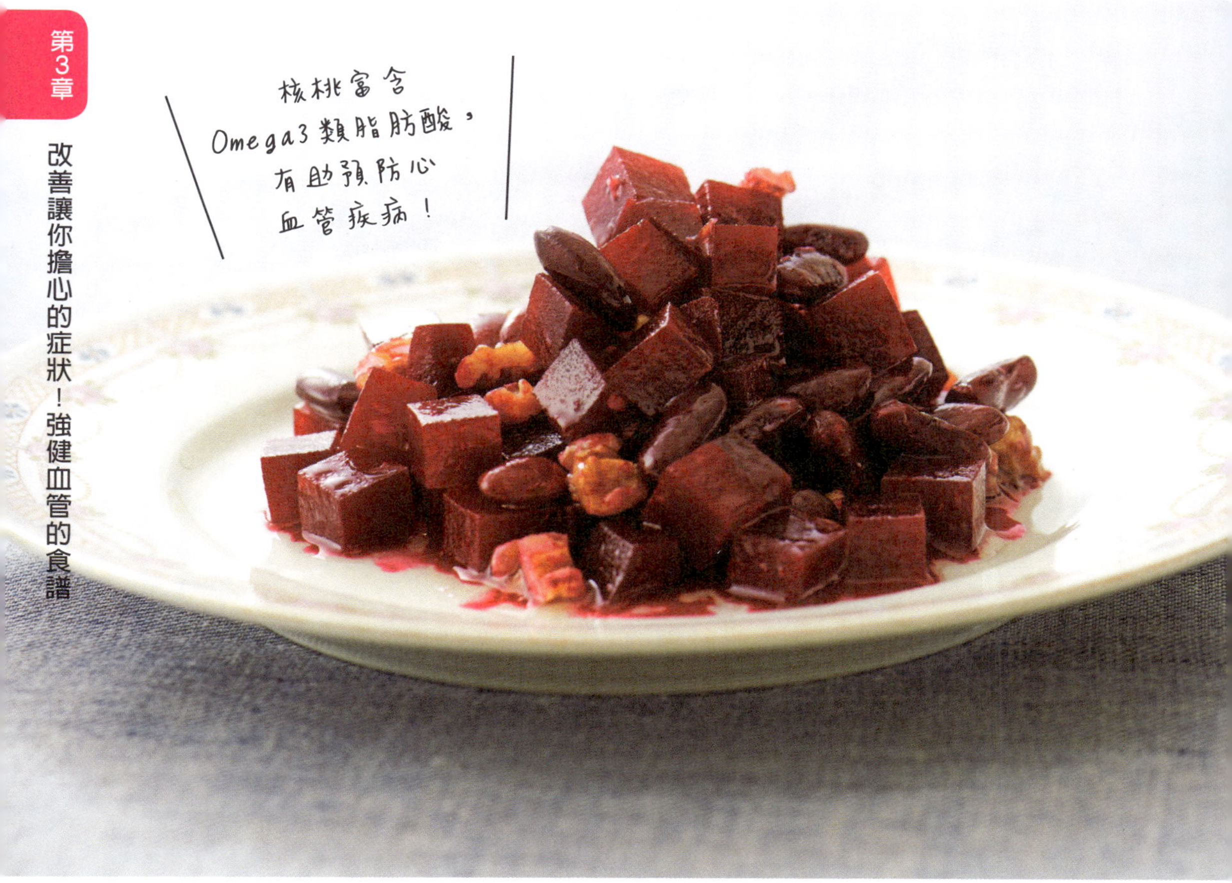
核桃富含
Omega3類脂肪酸，
有助預防心
血管疾病！

熱量	膳食纖維	脂肪	醣類	鹽分
160 kcal	5.2 g	11.4 g	6.9 g	0.6 g

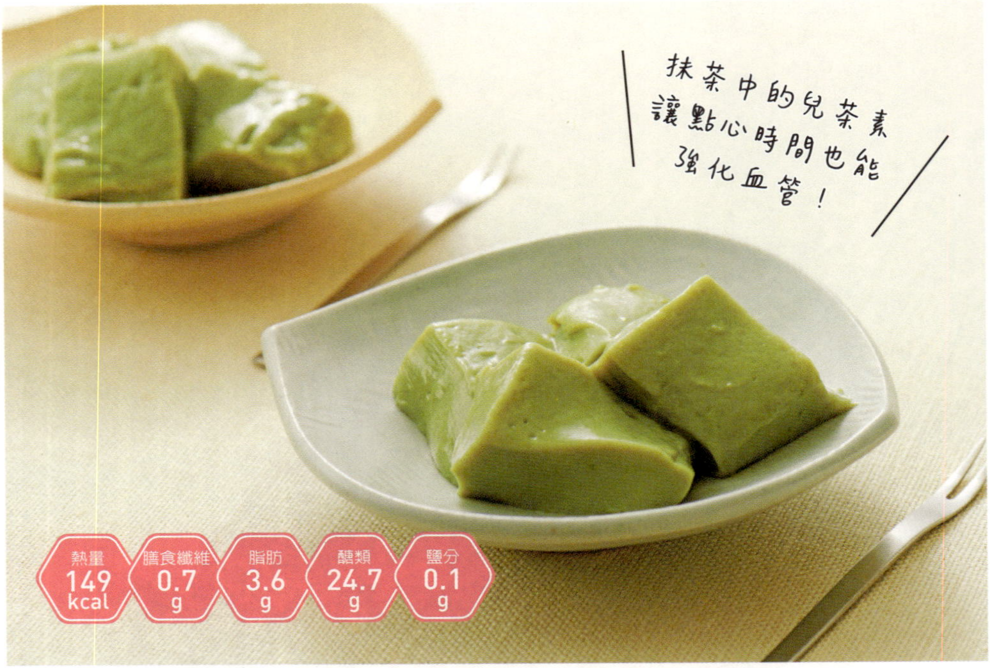
抹茶中的兒茶素
讓點心時間也能
強化血管！
熱量
149
kcal
膳食纖維
0.7
g
脂肪
3.6
g
醣類
24.7
g
鹽分
0.1
g

抹茶豆乳麻糬

材料　2 人份

抹茶…1 小匙

調整豆乳…1 杯

太白粉…3 大匙

蔗砂糖…2 大匙

肉桂粉…少許

作法

1 將抹茶、蔗砂糖和肉桂粉放入鍋中，充分攪拌均勻。然後慢慢加入豆乳，確保不產生結塊，再加入太白粉並拌勻。

2 將步驟 1 的混合物以中火加熱，持續攪拌直到混合物變得濃稠，並能從鍋邊脫離，形成類似麻糬的狀態。

3 將步驟 2 的混合物放在濕潤的平盤上，壓平成約 2 公分厚的板狀。用保鮮膜覆蓋並壓平表面，待冷卻後切成適合入口的大小（使用沾濕的刀具可以避免沾黏）。

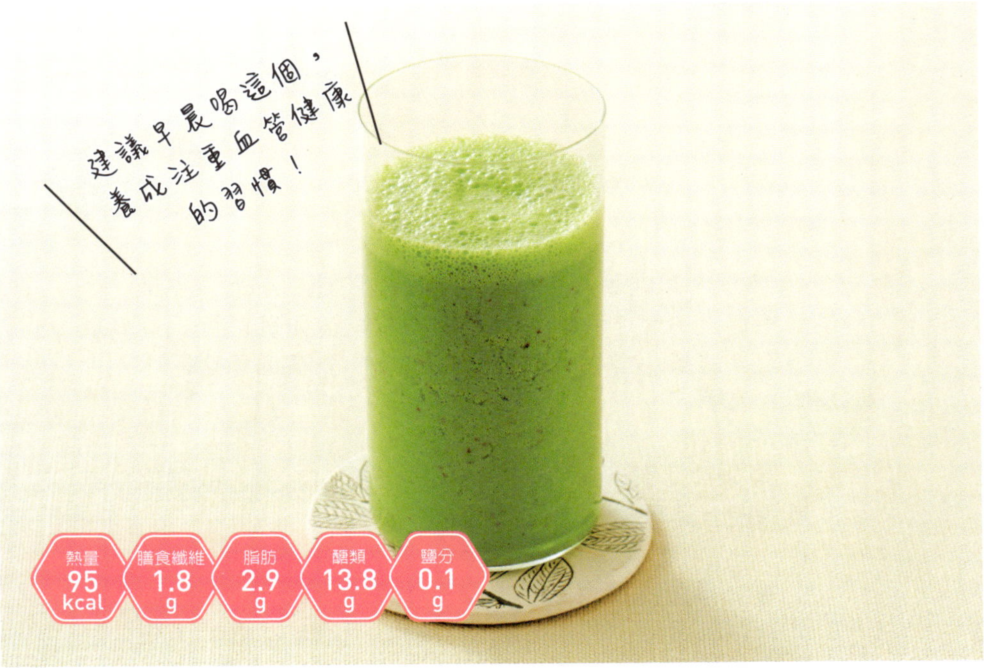
建議早晨喝這個，
養成注重血管健康
的習慣！
熱量
95
kcal
膳食纖維
1.8
g
脂肪
2.9
g
醣類
13.8
g
鹽分
0.1
g

沙拉菠菜蘋果檸檬果昔

材料　2人份

沙拉菠菜…1把（切成小段）

原味優格…200克

蘋果…1/2顆（切成一口大小）

檸檬…1/2顆（榨取果汁）

蜂蜜（依個人喜好）…適量

作法

1 將沙拉菠菜、蘋果、優格和檸檬汁依序放入攪拌機中攪拌（建議先放入輕的食材，這樣更容易攪拌）。

column 3

飲食方式決定一切

你是否曾經因為「對身體有益」的理由，而只攝取某些特定食材呢？例如，因為蛋白質對身體有益而只吃魚或肉，這樣可能導致脂肪攝取過多。對於血管來說可是個大問題。

要保持血管健康，除了攝取優質食材之外，改變飲食方式也非常重要。以下將介紹三個訣竅。

第一個是「避免額外攝取」。不要在日常飲食中增加更多有益食材，而是考慮「替換」的方式。例如，將烹飪時使用的沙拉油換成玄米油，或是將白米換成麥飯，這樣的「替換」觀念更為重要。

第二個是「將脂肪含量高的食物控制在手掌大小的範圍內」。如果觀察超商的便當，有時會發現炸雞和魚一起搭配的情況，這顯然會導致脂肪攝取過多。我們應該有意識地將肉類和魚類的攝取量控制在手掌大小的範圍內。減少這部分的攝取後，可以適當增加蔬菜攝取量。

第三個是「每天攝取一份綠葉蔬菜」。具有抗氧化力的食材是血管的最佳幫手，但現代人明顯缺乏蔬菜。每天攝取一份綠葉蔬菜，就能讓你的身體開始產生變化。記得每次去超商或超市時，提醒自己實踐這三個建議。

第4章

利用小訣竅讓血管變強壯！驚人的飲食方法

飲食是維持生命不可或缺的一環，
但選擇吃什麼及如何進食，
將決定我們是在促進健康還是損害健康。
讓我們一起學習如何聰明地選擇食物與進食吧！

選擇不讓血管疲憊的零食：堅果&高可可含量巧克力

只要將日常零食換成堅果，就能帶來令人滿意的健康效果

要強化血管，營養均衡的飲食是不可或缺的。而不僅是三餐，零食的選擇也同樣需要注意。**最推薦的零食是堅果類**，堅果具有多種健康效果。

第一，**堅果能降低心血管疾病引起的死亡率**。研究數據顯示，天天食用堅果的人，死亡率比不食用堅果的人低了百分之二十。

第二，**堅果具有抑制體重增加的效果**。不過，這並不是說可以隨意吃自己喜愛的食物後再吃堅果，而是應將日常的零食換成堅果，重點在於以堅果取代其他食物。

第三，**堅果具有讓血液保持順暢流動及抗發炎的效果**。堅果富含 Omega3 類的不飽和脂肪酸，而且堅果所含的維生素E具有擴張血管與抗氧化的效果。

每天食用二十克的高可可含量巧克力

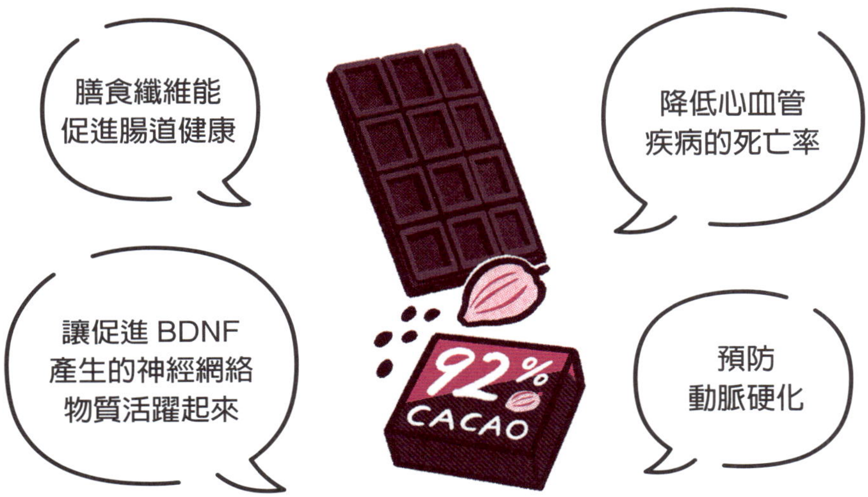
膳食纖維能
促進腸道健康
降低心血管
疾病的死亡率
讓促進 BDNF
產生的神經網絡
物質活躍起來
預防
動脈硬化
92%
CACAO

如果要吃巧克力，建議選擇有機的高可可含量巧克力，每天的攝取量以二十克為佳。

第四，**堅果能降低血糖值和癌症風險**。尤其研究報告指出，堅果能降低大腸癌和胰臟癌的風險。

第五，**堅果能減輕精神壓力**。當感到微微飢餓時，別吃蛋糕或零食，改吃一小把堅果（大約一個手掌的量）。同時建議選擇無鹽堅果。

可可多酚的強大效果

巧克力也是一款值得推薦的零食。巧克力的主要原料——可可富含具有強大抗氧化作用的可可多酚，這種物質能降低LDL（壞膽固醇）數值，並擴張血管，借此達到預防心臟病的效果。

此外，可可還能增加活化腦內神經網絡的物質——ＢＤＮＦ（Brain-derived Neurotrophic Factor，腦源性神經營養因子）的分泌，進而提升專注力、記憶力和創造力。再者，可可中含有的多酚類物質——可可鹼，具有鎮靜的效果，能幫助身體和大腦放鬆。

一天適量的可可攝取量約為二十克。如果是板狀巧克力，則約為橫向一列的大小。請選擇可可含量百分之九十以上的高可可含量巧克力，而非牛奶巧克力。

醫師的金句

從血糖值上升的速度來考量糖分的攝取！

黑糖和蔗砂糖比白砂糖含有更多礦物質

糖是由甘蔗或甜菜的汁液製成的。在製造過程中，將含有礦物質的黑色糖蜜分離出來，便成為上白糖或細砂糖等所謂的白砂糖。黑糖（黑砂糖）則是將甘蔗汁液直接煮沸濃縮後冷卻製成，除了糖分之外，還含有鉀、鈣、鐵等礦物質以及維生素B群。而蔗砂糖則是熬煮甘蔗的糖液製成的，含有鈉和鉀。

黑糖和蔗砂糖有助於抑制血糖值的急遽上升

白砂糖容易被人體吸收，因而導致血糖值迅速上升。另一方面，黑糖和蔗砂糖的消化吸收速度較慢，因此血糖值的上升也較為緩慢。此外，據說黑糖中的類黑精（Melanoidin）

不容易提高血糖值的是黑糖！

	白砂糖（100g）	黑糖、黑砂糖（100g）
能量	391 kcal	352 kcal
鈉	1 mg	27 mg
鉀	2 mg	1100 mg
鈣	1 mg	240 mg
鎂	微量	31 mg
磷	微量	31 mg
鐵	微量	4.7 mg
鋅	0	0.5 mg

黑糖對血管更有益！

由於白砂糖在精製過程中會抽取掉礦物質，因此和白糖相比，黑糖的營養價值更高。

與苯基葡萄糖苷（Phenyl-BETA-D-glucopyranoside）具有降低血糖值的效果。

蔗砂糖中的鉀能幫助排出體內多餘的鹽分，並調節體內的水分平衡。因此，一般認為蔗砂糖對高血壓也有一定的功效。

天然來源的甜味劑較不易提高血糖值

糖本身會加速血管老化，因此應盡量避免攝取，但要完全避開並不容易。為了減少對血管的負擔，建議在烹調時使用富含礦物質的黑砂糖或蔗砂糖取代白砂糖。

此外，對於希望避免血糖值上升但又想吃甜食的人，推薦使用糖醇類的赤藻糖醇※或是天然甜味劑如甜菊糖。

赤藻糖醇以玉米為原料製成，幾乎不含熱量，食用後血糖值也不會上升。甜菊糖則是從南美洲原產的菊科多年生草本植物中提取的天然甜味劑，甜度為砂糖的兩百到三百倍，但因無法在小腸被吸收，因此不會引起血糖值上升，還具有降血壓的效果。

※不過，某些治療中的疾病可能需要特別留意，因此在攝取這些甜味劑時，請諮詢醫師意見。

醫師的金句

對於無法戒掉甜食的人來說，最強的選擇是「蜂蜜」

醣類是一種一旦攝取便無法停止的可怕食材

研究顯示，食用甜食時會促使「多巴胺」和「血清素」等腦內神經傳遞物質的大量分泌，進而帶來幸福感。

換句話說，甜食具有成癮性。一旦大腦被甜食滿足，就會再次渴求相同的快感，為了分泌多巴胺和血清素，我們便會想吃更多的甜食。在這樣反覆循環的過程中，就會陷入「無法停止食用甜食＝醣類依存」的情況。

無法抵抗誘惑時，就吃點蜂蜜吧

那麼，我們該如何斷絕醣類的誘惑呢？強行忍耐可能會帶來壓力，甚至導致暴飲暴食，

蜂蜜能迅速降低血糖值

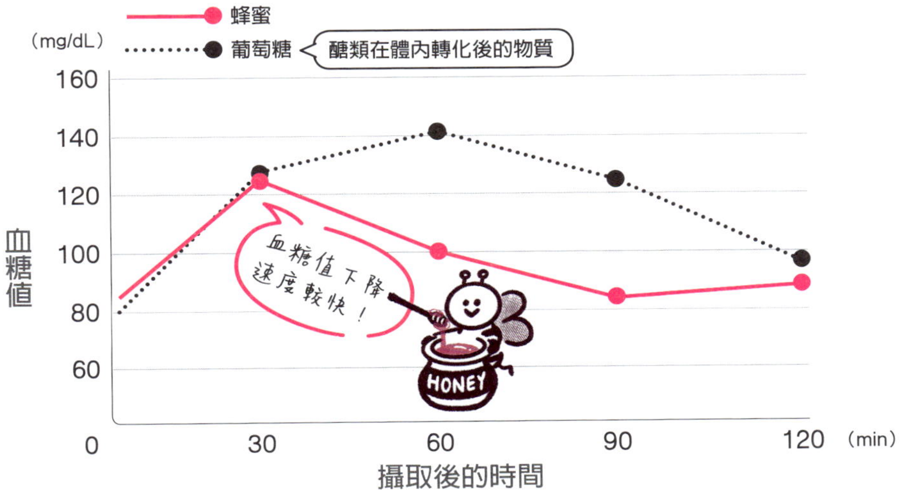

出處：https://bee-lab.jp/megumi/honey/data.html

上圖顯示了攝取蜂蜜與葡萄糖後的血糖值變化，可見蜂蜜可以使血糖值較快下降。

因此不建議這樣做。

比較建議的方法是品嘗一匙的蜂蜜。蜂蜜的主要成分是葡萄糖、果糖和寡醣等等。寡醣不易被消化，對血糖值的影響微乎其微，而且還有調節腸道環境的效果。

減輕血管負擔！選擇低GI食物吧

大家知道GI（Glycemic Index，升糖指數）這個詞彙嗎？GI是指進食後血糖值上升的速度。GI值越低（低GI），表示血糖值上升得越慢，換句話說，這類食品對身體更有益。

蜂蜜也是低GI食物之一。其他包

括楓糖漿、香蕉、蘋果、黃豆製的烘培點心等也是低GI食物，適合作為零食。

相反地，高GI食物容易使血糖值上升，並提高糖尿病的風險。此外，血糖值急遽上升還會引發強烈的嗜睡感和疲倦，影響白天的工作表現和晚上的睡眠品質。

醫師的金句

蔬菜是抗氧化成分的寶庫！關鍵字是「每天七種顏色」

富含維生素、礦物質及膳食纖維的蔬菜是健康的基礎

營養均衡的飲食對維持健康至關重要，而且也與血管健康息息相關。除了碳水化合物和蛋白質之外，還要積極攝取蔬菜。蔬菜富含維生素和礦物質，能幫助促進形成血液的蛋白質發揮作用。此外，腸道是血液吸收營養的重要入口，蔬菜中的膳食纖維可以調節腸道狀態，同時，蔬菜還富含近年備受關注的植化素。

植化素具有強大的抗氧化作用

植化素是植物為了保護自己不受紫外線、昆蟲或有害物質的侵害而生成的各種成分，如色素、香味、辛辣味、澀味或黏性物質，存在於蔬菜、水果、豆類、薯芋類及海藻等

透過「彩虹蔬菜飲食法」強化血管！

類胡蘿蔔素

由於是脂溶性，
因此與脂肪類食物一起
食用更容易被吸收。

- 紅蘿蔔
- 南瓜
- 菠菜
- 番茄

多酚

容易溶於水，而且在體內
能發揮強大的抗氧化作用。

- 黃豆
- 綠茶
- 藍莓
- 綠花椰菜

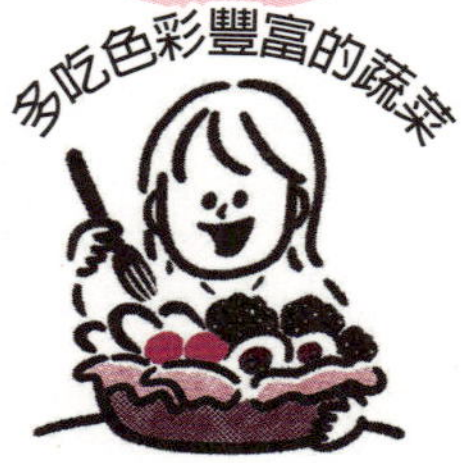

含硫化合物

含有硫磺，能促進血液
循環，而且具有抗菌效果。

- 白蘿蔔
- 山葵
- 高麗菜
- 洋蔥

不同蔬菜所含的抗氧化成分各不相同。若能有意識地每天食用七種顏色的蔬菜，便能攝取多樣化的抗氧化成分。

植物中。雖然植化素並非營養素，但因其具有免疫作用和強大的抗氧化作用等對人體有益的功效，因此被視為**與碳水化合物（醣類、膳食纖維）、蛋白質、脂肪、維生素一樣，是對人體十分重要的成分。**

透過多種類的植化素促進健康

據說植化素的種類多達數千種，而且還有許多未被發現的種類。

例如，黃豆中的大豆異黃酮、番茄中的茄紅素、菠菜中的葉黃素、綠茶中的兒茶素，以及藍莓中的花青素均屬於植化素。

不同的蔬果中含有不同種類的植

化素，若僅食用單一種類的蔬菜，攝取的抗氧化成分也會不均衡。**為了提高抗氧化力，關鍵是盡量攝取多種類的蔬菜。最好能做到「每天攝取七種顏色的蔬菜和水果」。**

順帶一提，攝取完整食材（全食物概念→P.60），可以更有效地吸收營養素。

醫師的金句

米飯、麵包和麵條都可以吃！為了防止血管老化，採取聰明飲食吧

醣類對血管並非「絕對有害」

如前文所述，攝取醣類會導致血糖值上升，進而對血管造成負擔。因此，許多人可能認為「限制醣類的攝取是強化血管的捷徑」。然而，實施「零醣類飲食」反而可能引發不健康的狀況，例如肌肉量減少、便祕，以及因低血糖導致的頭痛和嗜睡等各種不適。

其實，會對血管造成負擔的主要是一次大量攝取碳水化合物所引起的血糖值「急遽」上升，而血糖值上升本身並非「壞事」。

碳水化合物應選擇富含膳食纖維的食物

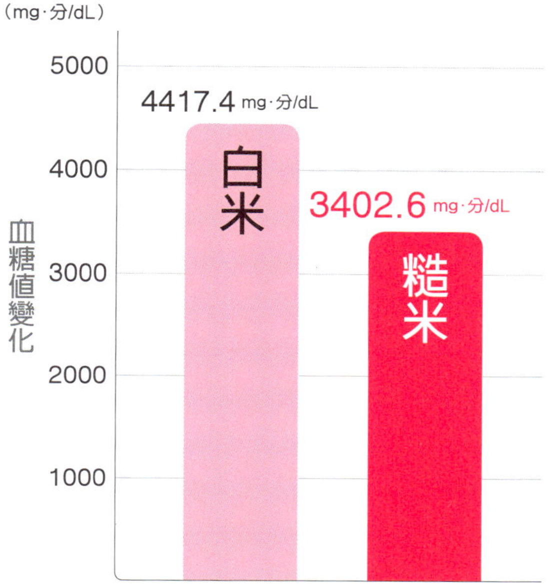

出處：
根據世界糖尿病學會
（IDF-WDC2013）
報告內容製作

在南印度的一個都市地區，針對一百五十位糖尿病高風險者進行了研究，將他們隨機分為食用白米和糙米的兩組，並測量試驗結束後二十四小時內的血糖值變化。圖表比較了兩組的血糖上升曲線下面積（IAUC：隨時間推移血糖值增加的面積），結果顯示，食用糙米的組別血糖值波動較小，而且醣類的吸收也受到抑制。

是否會對血管造成負擔，取決於醣類的選擇與攝取方式

為了維持健康，建議每天攝取七十到一百三十克的醣類。此外，相信大家仍然會想吃米飯、麵包和麵條。因此，需要特別注意醣類的「選擇」與「攝取方式」。

碳水化合物（醣類）與膳食纖維一起食用時，糖分不易被人體吸收，血糖值的上升也會變得緩慢。**因此，選擇碳水化合物時，應優先選擇糙米或雜糧米，而非白米；選擇全麥或含有黑麥的棕色麵包，而非白麵包；麵條則應選擇十割蕎麥麵（註：僅使用蕎麥粉，完全**

不加入麵粉製成的蕎麥麵）或全麥義大利麵等富含膳食纖維的食物。

此外，搭配富含膳食纖維的配菜，如根莖類蔬菜、海藻類和菇類也非常有效。可以搭配醃漬物或選擇納豆拌飯。在吃主食之前，先吃這些配菜，可以有效抑制血糖值的急遽上升。

同時，細嚼慢嚥也能防止血糖值的急遽上升。因為咀嚼過程會刺激飽食中樞，因此有助於減少主食的攝取量。

另外，早晨攝取膳食纖維豐富的餐點，還能幫助抑制下一餐的血糖值上升，這種現象稱為「第二餐效應」。

最後，攝取小麥製品時需要注意的一點是「麩質」。麩質是一種存在於進口小麥中的成分，可能會造成腸道或血管發炎，因此在選擇食材時，最好盡量避免含有這種成分的產品。

醫師的金句

利用排毒食材排出體內的有害金屬

在不知不覺中累積並侵害身體的有害金屬

汞、鉛、鎘、鋁……這些都是對人體有害的金屬。它們會透過食品等途徑逐漸在體內累積，成為身體不適的根源。

例如，鋁容易隨著血液流動積聚於大腦，進而導致認知功能障礙和專注力下降。鉛則會干擾鐵的代謝，造成貧血。汞則可能引起記憶障礙、焦躁、麻痺以及偏頭痛等症狀，甚至可能進入心臟肌肉中，降低心臟功能。

阻礙血管功能並加速身體氧化

有害金屬會透過食物、空氣汙染、自來水、食品添加物，以及香菸煙霧等進入體內。

有害金屬應盡早進行排毒

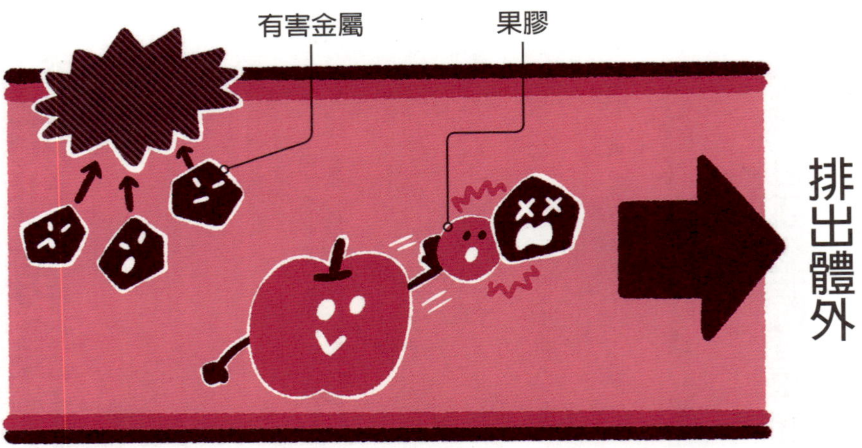

有害金屬會隨著血液流動而損傷血管，應該攝取含有果膠等具有排毒作用的營養素食材。

在受到農藥汙染的土壤中生長的農作物可能含有有害金屬，而大型魚類如鮪魚等，據說會累積高濃度的汞或鎘。

這些有害金屬一旦進入體內就難以排出，並且對腦神經造成損害。此外，它們還會對腎臟和肝臟造成負擔，阻礙血管內皮細胞的功能，並產生活性氧，加速身體氧化。

從食物中攝取有助於排出有害金屬的礦物質

為了保護身體不受有害金屬的侵害，除了避免攝取含有有害金屬的食物之外，將已進入體內的金屬排出（排毒）也非常重要。

每種有害金屬皆有促進其排出的「拮抗礦物質」。鐵、鈣、鎂、硒和鋅對於排出有害金屬非常有效，應積極透過飲食和營養補充品來攝取。

除此之外，蘋果中的果膠、洋蔥中的槲皮素、糙米中的植酸、牛蒡中的菊糖、大蒜中的二烯丙基硫化物，以及花椰菜中的異氰酸酯等成分，能夠附著在有害金屬上，並幫助將其排出體外。

醫師的金句

有節奏地咀嚼能釋放幸福荷爾蒙，舒緩血管的緊張狀態

身心放鬆有助於防止血管老化

當感到緊張和疲勞使血管承受壓力時，促進血管擴張的NO產量便會減少，導致血管變得僵硬並加速老化。要消除血管的壓力，重要的是讓身心放鬆，並使副交感神經占據主導地位。

血清素以「幸福荷爾蒙」之稱為人所知，能夠維持交感神經和副交感神經的平衡，並減輕壓力。我們可以透過促進血清素大量釋放的生活，來改善血管的壓力。

三種簡單增加血清素的方法

血清素可以透過規律且單調的運動來活化。在日常生活中，有三種方法可以提高血

請留意進食的節奏

1. 保持固定的節奏
以「1、2、3、4」的節奏輕鬆地咀嚼。

2. 增加咀嚼次數
咀嚼的次數越多，越能促進血清素的分泌。

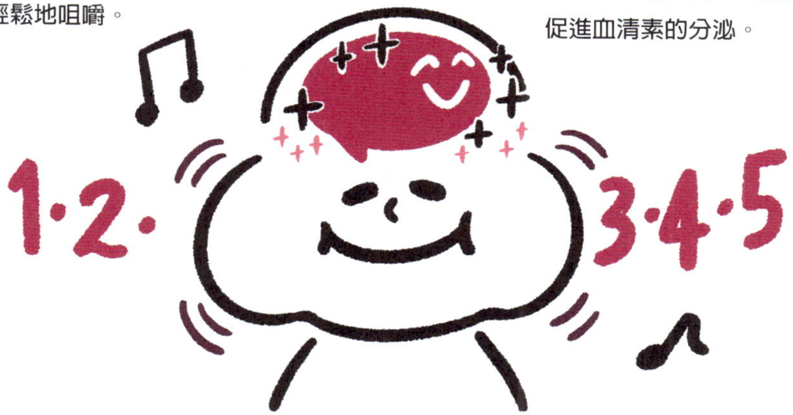

血清素喜歡規律性的運動。在進食時以固定的節奏持續咀嚼是非常重要的。

清素的分泌。

第一個方法是步行或慢跑等有氧運動。關鍵是保持相同的速度和節奏持續進行。「間歇式快走」是交替快走與普通步行的一種有氧運動，能提升心肺功能，但對於血清素的分泌來說，保持相同步調的步行更為有效。理想情況是每天步行三十分鐘，每週五次，即便是每天二十分鐘，每週三到四次，也比不做運動來得有效。

第二個方法是刷牙，這個方法可能會讓人感到意外，但刷牙也是一種重複且單調的動作，因此容易促進血清素的分泌。

第三個方法是咀嚼運動。進食時有節奏地細嚼慢嚥，同樣能促進血清素的分泌。不僅限於用餐時，單純咀嚼口香糖也可以達到效果。不過，由於口香糖含有糖分，建議選擇低糖或無醣類的口香糖。

血清素喜歡規律的生活。每天早上在同一時間起床，晚上在同一時間入睡，這樣就能促進血清素的分泌。每天入睡時間不固定的人，建議調整為規律的作息。對於因工作需要而生活作息不規律的人，例如夜班工作者，更應該進行有氧運動、刷牙和咀嚼運動來保持健康。

醫師的金句

喜歡的人需要注意？重複攝取碳水化合物（醣類）非常危險

重複攝取碳水化合物會讓血管叫苦連天

有人喜歡將大阪燒或章魚燒作為配菜來搭配白飯？或是吃烏龍麵或蕎麥麵時，再搭配飯糰或稻荷壽司？甚至喜歡將拉麵和炒飯搭配在一起嗎？大阪燒、章魚燒、烏龍麵和拉麵的主要成分皆為麵粉（碳水化合物），若再搭配白飯，等於是重複攝取碳水化合物。而白飯搭配以薯芋類為主的配菜，如馬鈴薯燉肉時也是同樣的道理。對於血管而言，這樣的組合相當可怕。

不僅傷害血管，還會影響睡眠品質

過量攝取醣類會導致血糖值急遽上升，使血管加速老化。然而，影響並不止於此。

避免「碳水配碳水」的組合

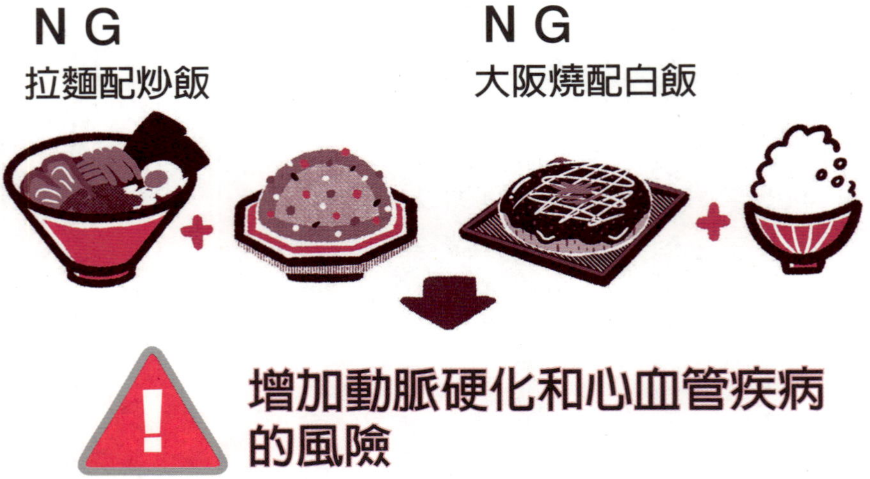

重複攝取碳水化合物雖然能帶來飽足感，但代價是加速血管老化。

例如，若在深夜重複攝取碳水化合物後立即入睡，為了降低急遽上升的血糖值，體內會分泌大量胰島素。這樣一來，血糖值會下降過快。在睡眠期間，若血糖值急速下降，交感神經會占據主導地位，導致出現盜汗、淺眠等問題，進而影響睡眠品質。

牙周病與糖尿病之間的意外關係

此外，經常重複攝取碳水化合物的人，罹患牙周病的風險比不重複攝取碳水化合物的人，高出一點二倍。

牙周病是一種由細菌感染引起的慢性發炎，發炎所產生的化學物質會隨著血液循環在體內擴散，妨礙胰島素的正常運作。因此，血糖無法得到良好控制，容易引發糖尿病。同時，一旦罹患糖尿病，對細菌的抵抗力和細胞的修復力便會降低，這樣就更容易罹患牙周病。

除此之外，牙周病還會增加動脈硬化與心臟病的風險。

醫師的金句

用餐最好保持七分飽！停止追求飽足感

如果減少攝取卡路里，就能活化長壽基因

自古以來就有「吃飯八分飽，醫生遠離我」的說法。最近的研究證實，限制熱量（卡路里）的攝取，可以使細胞回春，清除活性氧，並活化能預防動脈硬化和糖尿病等疾病的長壽基因（Sirtuin）。

長壽基因的研究在各國相當盛行，這些研究顯示，若將每日所需卡路里減少百分之二十五到三十，就能有效增強長壽基因的功能。

此外，相較於「八分飽」，或許「七分飽」更為合適。成年男性每日所需卡路里約為兩千到兩千四百大卡。維持在七分飽則約攝取一千四百到一千六百八十大卡。

不過，過度限制卡路里的攝取可能會導致營養不足，使人容易疲倦，甚至損害健康，

肥胖細胞的增加會損害血管

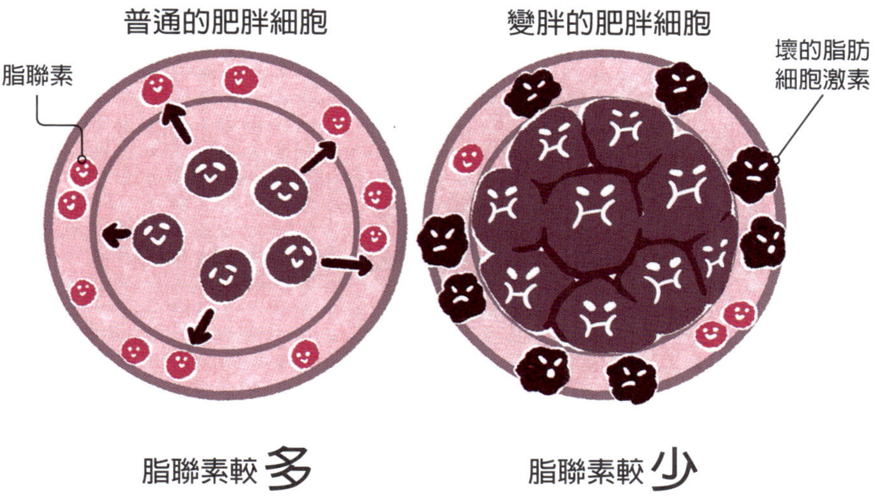

壞的脂肪細胞激素會損害血管。要避免吃太多，並增加脂聯素的分泌。

因此必須特別注意。

相反地，如果每餐都吃得過飽，胃部會不斷擴大，能夠攝取的最大食量也會隨之增加。這種不斷追求「飽足感」的習慣會導致肥胖，進而引發一系列的代謝問題。

肥胖會減少對血管有益的「脂聯素」

肥胖導致內臟脂肪增加時，體內會分泌一種名為「脂肪細胞激素」的物質。脂肪細胞激素分為好與壞兩種。當脂肪細胞增大（變胖）時，壞的脂肪細胞激素會增多，這些壞的激素會干擾胰島素的作用，促進動脈硬化，並加劇肥胖問題。

好的脂肪細胞激素包括脂聯素與瘦素。脂聯素可以使胰島素的功能正常化，降低血液中的脂肪和中性脂肪，不僅能預防動脈硬化，還能修復受損的血管。瘦素則能促進新陳代謝，防止糖分合成為中性脂肪。

對血管有益嗎？斷食的優點與缺點

能量來源從醣類轉換為脂肪

間歇性斷食是一種在一天內設立約十六小時不進食的飲食方式。舉例來說，晚上七點吃完晚餐後，直到隔天早上十一點前都不進食。由於在此期間完全不進食，因此無法再供應醣類（能量）。身體便開始代謝脂肪來代替醣類產生能量。如此一來，體內累積的脂肪會逐漸減少。相比限制卡路里的方式，這種方式讓脂肪消耗得更輕鬆，因此成為相當受歡迎的減重方式。

具有排毒和細胞活化等效果

除了減重之外，間歇性斷食還能透過創造飢餓狀態，促進細胞排毒和活化，提升粒

胰島素的分泌機制

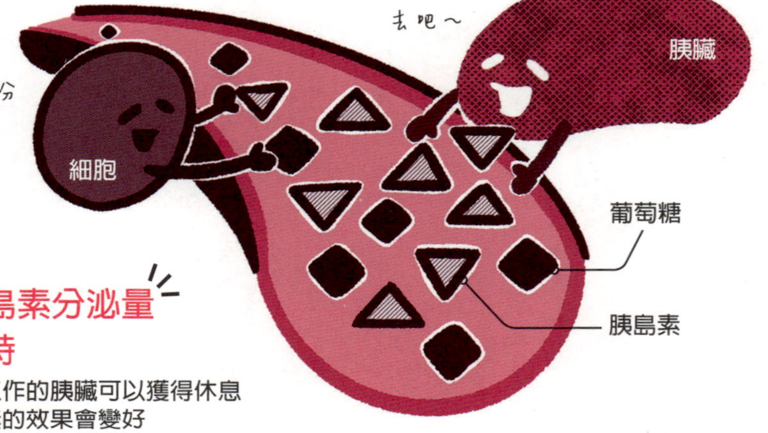

當胰島素分泌量減少時

- 不斷工作的胰臟可以獲得休息
- 胰島素的效果會變好

胰臟分泌的胰島素會促進血液中的葡萄糖進入細胞，進而控制血糖值。

線體的能量生產，並讓腸胃獲得休息，具有各種效果。此外，在不進食的期間，血糖值不會上升，負責降低血糖值的胰島素分泌量也會減少。胰島素分泌過多會加劇動脈硬化和高血壓，從這一點來看，斷食也具有好處。

有些人不適合斷食

然而，有些人進行斷食時需要特別注意。例如，接受糖尿病治療並注射胰島素的人。在體內仍有藥物成分的情況下進行斷食，可能會導致低血糖。另一個有危險疑慮的則是腎上腺疲勞患者。腎上腺是位於腎臟上方的小型器官，負責分泌荷爾蒙。當身體承受強烈壓力時，腎上腺會不斷分泌皮質醇，也就是「抗壓荷爾蒙」。若長期持續這種狀態，最終會導致腎上腺無法再分泌皮質醇，形成「腎上腺疲勞」。斷食會刻意給身體施加「能量切斷」的壓力，進一步加重腎上腺的負擔，導致腎上腺疲勞的情況惡化，進而無法執行調節血壓等功能。

醫師的金句

芋燒酎與納豆是絕配！最強的晚酌組合能有效溶解血栓

適量飲酒有促進血液循環等好處

適量飲酒能促進血液循環、緩解精神壓力，並能增加預防動脈硬化的ＨＤＬ（高密度脂蛋白膽固醇，俗稱「好膽固醇」）。

以日本酒為例，適量大約是一合（一百八十毫升）、啤酒為大瓶裝一瓶（六百三十三毫升）、威士忌為雙份一杯（六十毫升）、葡萄酒則為兩杯（兩百四十毫升）。無論如何，飲酒量都應限制在兩合（三百六十毫升）以內。

燒酎與泡盛有助於促進溶解血栓成分的釋放

過量飲酒會導致肝臟損傷、胰臟炎、血脂異常、高尿酸血症、高血壓和癌症等多種疾病，還可能增加酒精依存症的風險。

燒酎與泡盛能增加溶解血栓的物質！

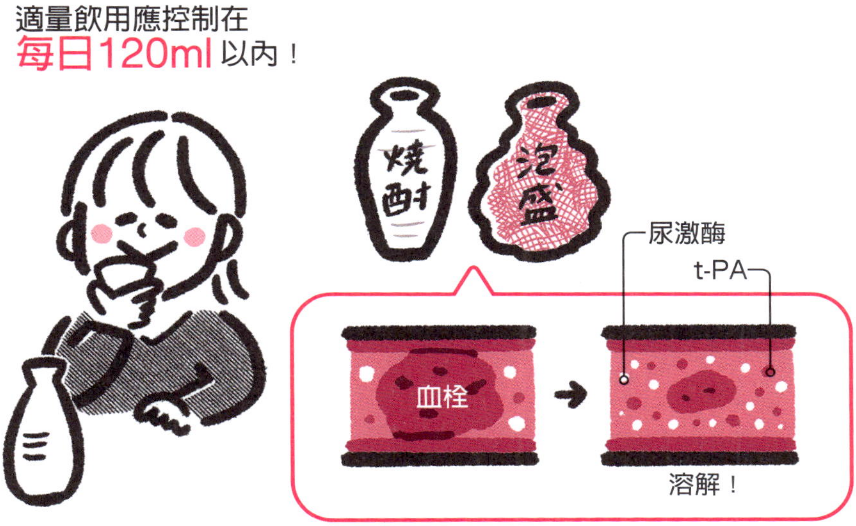

燒酎與泡盛能促進尿激酶和 t-PA 的釋放，這些成分具有溶解血栓的作用。

如果打算減少飲酒量，最好選擇對身體稍微有益的酒類。推薦選擇燒酎與泡盛。研究顯示，這些酒類含有促進釋放t-PA和尿激酶的成分，而t-PA和尿激酶有助於溶解血栓。

尤其是芋燒酎，光聞其香氣就能增加t-PA的分泌。它還含有一種名為「花青素」的多酚，能使血液順暢流動。此外，燒酎和泡盛因其低卡路里、低醣類且零普林的特點，也是值得推薦的選擇。與其飲用含有添加物的零普林飲料或低醣飲料，不如選擇燒酎或泡盛。

然而，飲酒量越多並不代表血栓會溶解得越多。適量飲用應控制在一百二十毫升（相當於酒精三十毫升）以內。

搭配納豆作為下酒菜有助於血管健康

納豆與酒類是絕佳的組合。納豆中的納豆激酶能分解並溶解血栓的主要成分「纖維蛋白」，並活化血栓溶解酵素「尿激酶」，同時增加t-PA的生成量。

※飲酒切勿過量，建議可與醫生討論。

醫師的金句

想要擴張血管就要喝紅酒攝取多酚

即使攝取高脂肪飲食，法國人依然保持健康

大量攝取奶油和肉類的飲食習慣會導致動脈硬化，進而引發心臟疾病或中風等疾病。然而，儘管法國人有這種飲食習慣，但他們因心臟疾病死亡的比例卻偏低。這個神奇的現象被稱為「法國悖論（French paradox）」。

為什麼會發生這種情況呢？其祕密在於法國人喜愛的紅酒，其中含有一種名為「白藜蘆醇（Resveratrol）」的多酚成分。

白藜蘆醇有助活化長壽基因

白藜蘆醇具有多種功效，包括活化長壽基因；強大的抗氧化作用能延緩衰老；促進

防止壞膽固醇的累積

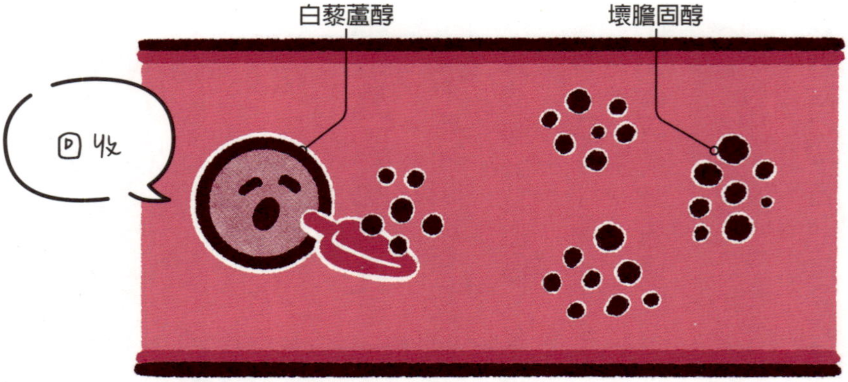

回收壞膽固醇

→使血液更為清澈，並讓血管更加柔軟

紅酒中含有「白藜蘆醇」這種多酚，能夠減少血液中的壞膽固醇。

大腦活化；預防阿茲海默症；抗癌，以及減少肥胖問題等等。

此外，**白藜蘆醇還能使血管變得柔軟，有助於改善動脈硬化。**

動脈硬化的形成，是因為高脂肪飲食等因素導致血液中的ＬＤＬ（壞膽固醇）增加，這些ＬＤＬ（壞膽固醇）會氧化並附著在血管壁上，進而引發動脈硬化。

然而，攝取白藜蘆醇後，**其抗氧化作用可以防止ＬＤＬ（壞膽固醇）的增加和氧化，並預防動脈硬化的發生。**

不僅如此，研究證實白藜蘆醇還能促進ＮＯ的生成，使血管變得柔軟。

如果想攝取白藜蘆醇，建議選擇與葡

萄酒相同製作方式的無酒精葡萄酒，這種酒在最後的製程中去除了酒精，但仍然保留白藜蘆醇的成分，而且因為完全不含酒精，所以更加健康。

與日本酒或燒酎相比，紅酒的熱量較低，其醣類含量也僅為日本酒和啤酒的一半左右，對健康更加有利。

儘管如此，紅酒本身仍然是酒精類飲品，而且葡萄含有「糖分」，因此飲用時仍需適量控制。

醫師的金句

早晨起床後喝一杯溫熱檸檬水能拯救血管！

啟動早晨活力的開關：喝一杯溫熱白開水

從早晨開始注重健康，能讓一整天心情愉快。早晨的健康習慣有很多選擇，在此要介紹一個任何人都能輕鬆持續執行，而且效果絕佳的方法。

這個方法就是喝一杯加了檸檬汁的溫熱白開水。理想的水溫約為五十度，將水倒入馬克杯後，握住杯子約十秒鐘，當感覺到微微發燙時，即為適當的溫度。這個習慣有助保持血管健康。

早晨第一杯溫熱白開水能救命

為什麼要選擇溫熱白開水呢？人在夜晚睡覺時會出汗，早晨醒來時通常處於輕微脫水

溫熱檸檬水有許多令人滿意的健康效果

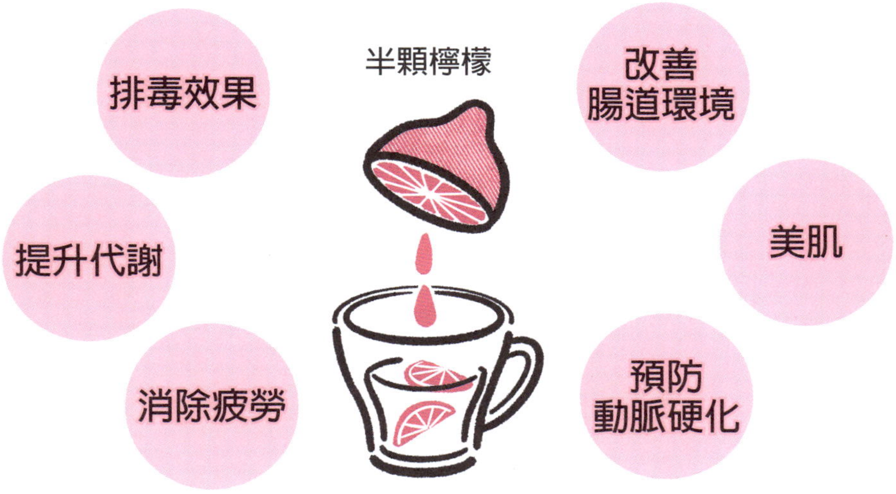
半顆檸檬
排毒效果
改善
腸道環境
提升代謝
美肌
消除疲勞
預防
動脈硬化

檸檬對健康有許多好處。可以將半顆檸檬的汁加入溫熱白開水中，或加入檸檬片一起飲用。

狀態。**此時飲用溫熱的白開水可以緩解這種脫水現象。**

你可能會問：「喝常溫的水不行嗎？」然而，保持在五十度的白開水才是關鍵。

早晨時分，人體的末梢血液和淋巴往往處於黏稠、滯留的狀態。這也是心肌梗塞或腦梗塞大多發生在早晨的原因。**飲用溫熱白開水能幫助身體升溫，改善血液滯留現象，促進末梢血液循環。**此外，溫熱白開水還能溫暖腹部，腸胃狀況也會有所改善，有助於促進消化。

只需加點檸檬就能達到排毒效果

如果願意多一個步驟，建議在溫熱白開水中加入檸檬汁。檸檬對健康有許多好處，甚至還有「多吃檸檬就不用看醫生」的說法。

首先，檸檬具有排毒（解毒）效果，特別是能促進肝臟細胞的再生與分解。其次，檸檬中的檸檬酸成分能促進礦物質吸收、改善代謝，並有助於消除疲勞。

此外，檸檬所含的維生素C有助美肌，能促進膠原蛋白生成，加速皮膚的新陳代謝。而且檸檬具有抑制脂肪堆積、抗菌、改善腸道環境，以及預防動脈硬化和血栓的作用。

整體而言可說是好處多多，因此溫熱白開水加檸檬堪稱是最強的健康養生法。

醫師的金句

飯後必備蘋果醋！可以抑制血糖上升

未過濾的蘋果醋是對身體有益的細菌和酵素寶庫

蘋果醋（Apple Cider Vinegar）是由蘋果發酵製成的醋，具有極高的健康促進效果。

蘋果醋分為過濾和未過濾兩種，建議選擇未過濾的。因為在製作蘋果醋的過程中，會產生對身體有益的細菌和酵素，但過濾過程會將這些有效成分去除。

改善高血糖、高血壓，對減肥也有幫助

蘋果醋具有各種健康功效。

首先是改善血糖值。一項實驗調查了食用蘋果醋和麵包的人與僅食用麵包的人的血糖值，經過四週後，同時食用蘋果醋和麵包的人，其血糖值比僅食用麵包的人降低了百分之三十一。

蘋果醋的有效飲用方法

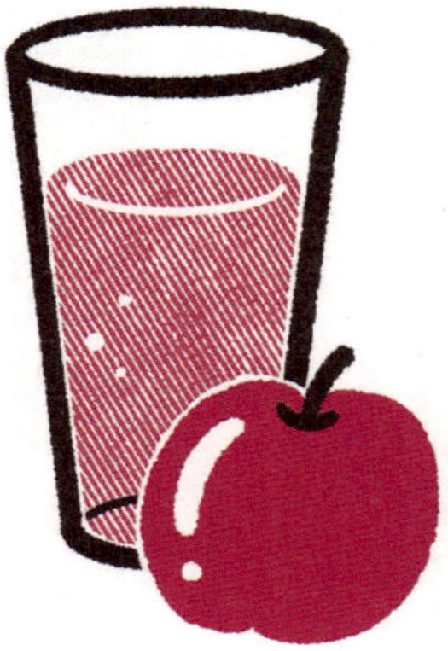

〈材料〉

- 蘋果醋……2大匙
- 溫熱白開水……200～300cc
- 薑汁或肉桂……少許
- 檸檬汁……少許
- 蜂蜜……少許

將所有材料充分混合後飲用。蘋果醋在用餐時或餐後飲用效果最佳。每天飲用一杯即可！

此外，高血糖或糖尿病患者的胰島素作用較差，這種情況稱為「胰島素阻抗」，但蘋果醋可以改善胰島素阻抗。換句話說，就是增強體內胰島素的效果。

其次是蘋果醋的減肥效果。根據數據顯示，連續十二週每天攝取一大匙蘋果醋的人，體重平均減少了一點八公斤。

蘋果醋中的醋酸能促進脂肪燃燒，並防止脂肪堆積。此外，蘋果醋還能提高飽足感，進而達到減重效果。

此外，蘋果醋還具有降低LDL（壞膽固醇）和中性脂肪的作用，也有助於降低血壓。

值得注意的是，空腹時飲用蘋果醋會對胃部造成負擔。同時，蘋果醋也具有降低餐後血糖值的效果，因此建議在用餐時或餐後飲用。

飲用時，建議將蘋果醋稀釋至六到八倍，每日最多攝取兩大匙。

醫師的
金句

如果要喝咖啡，建議選擇過濾式咖啡

多酚能清除活性氧，但攝取過量可能帶來負面影響

咖啡中的咖啡因能使大腦清醒，並提高專注力。

此外，咖啡還含有一種多酚——綠原酸（Chlorogenic acid），它能清除活性氧，有助於改善皮膚乾燥。

另一方面，過量攝取咖啡因可能會加劇煩躁和焦慮感，或是導致無法熟睡。因此，也有人提倡「每天只喝一杯咖啡」的觀念。

過濾的咖啡能去除膽固醇

然而，最近的研究顯示，每天喝三到四杯咖啡的人，相較於完全不喝咖啡的人，其死

只需經過濾紙過濾，就能減輕血管的負擔！

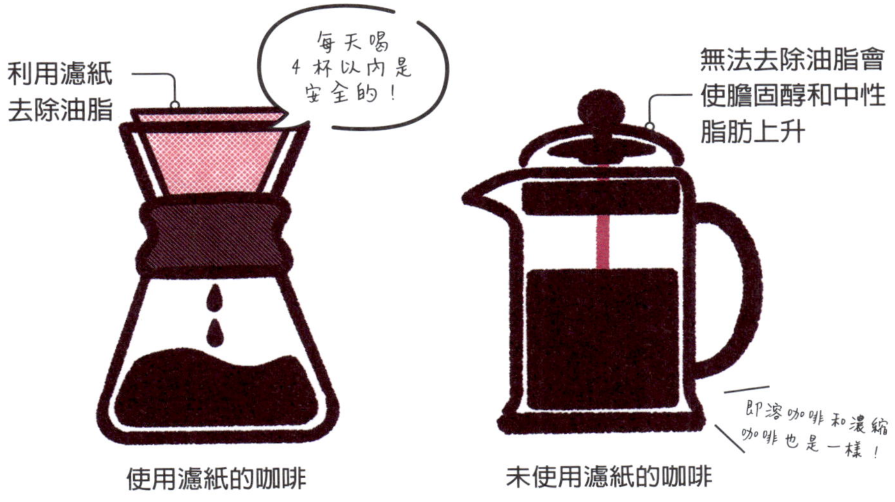
利用濾紙去除油脂
每天喝4杯以內是安全的！
無法去除油脂會使膽固醇和中性脂肪上升
即溶咖啡和濃縮咖啡也是一樣！
使用濾紙的咖啡
未使用濾紙的咖啡

是否使用濾紙過濾會使咖啡中的油脂含量相差三十倍，建議飲用過濾後的咖啡。

亡風險降低了百分之二十四。特別是心臟疾病和腦血管疾病的死亡風險也大幅下降。那麼，為什麼會有這種效果呢？

這是因為咖啡中的綠原酸除了能清除活性氧之外，還能改善血糖值、調整血壓，並具有抗發炎作用。此外，還有觀點認為咖啡因可能也有助於改善血管內皮功能。

雖然大眾對於每天的咖啡攝取量看法不一，但對於健康人士而言，每天飲用四杯以內應該是安全的。那麼，是否任何種類的咖啡都適合呢？如果想要保護血管健康，建議選擇經過濾紙的過濾式咖啡。

咖啡豆中的油脂會提高膽固醇和中性脂肪的數值，而這些油脂可以透過濾紙過濾掉。研究指出，過濾過的咖啡與未過濾的咖啡（如即溶咖啡、濃縮咖啡）相比，其油脂含量差異可達三十倍。不過，感到疲勞時，不建議為了提神而喝咖啡，因為咖啡因反而會加重疲勞感。因此，應該將咖啡視為放鬆心情的飲品，而非強迫自己繼續努力的工具。

醫師的金句

南非國寶茶是降低血壓的最強血管保健飲品

藉由鎂維持健康，建議選擇有助長生不老的茶

許多茶類都含有對身體有益的成分，其中最具效果的就是南非國寶茶。這是非洲自古以來飲用的茶類，也稱為「長生不老之茶」。南非國寶茶不含咖啡因，因此在睡前飲用可以幫助放鬆。此外，它還富含鎂。鎂是維持健康不可或缺的礦物質之一，能活化體內的酵素，提高代謝功能。

強化血管的四大效果

南非國寶茶對健康有益，尤其對血管有顯著的效果。

第一個是抗氧化作用。南非國寶茶中的槲皮素具有強大的抗氧化作用，能夠清除導致血管老化的活性氧。

強化血管的四大有效成分

鎂
能擴張血管，
改善血液循環。

蘆丁
促進膠原蛋白生成，
強化血管。

晚上睡覺前

也可以飲用

槲皮素
具有抗氧化作用，
能去除活性氧。

鉀
能促進鈉的排出，
降低血壓。

南非國寶茶含有多種對血管有益的成分，建議每天喝一杯。

第二個是促進膠原蛋白生成。南非國寶茶所含的蘆丁成分能促進膠原蛋白的生成。膠原蛋白是一種蛋白質，有助於形成肌肉和血管，進而強化血管。

第三個是改善血液循環，因為其中的鎂具有擴張血管的效果。

第四個是降低血壓的效果。血壓升高的主因是鈉，也就是鹽分。攝取過多鹽分會導致體內積水，增加血液量，使血壓上升。然而，南非國寶茶所含的鉀能促進鈉的排出，幫助降低血壓。

除了南非國寶茶之外，「其他茶類」也是血管的強大幫手。如前文所述，綠茶中的兒茶素具有強大的抗氧化作用，能分解LDL（壞膽固醇），改善動脈硬化。而桑葉茶則能抑制醣類的吸收，因此有助於抑制血糖值的急速上升。順帶一提，在餐前飲用效果更佳。

為了保持血管健康，建議每天喝一杯茶。

醫師的金句

蔬菜汁是糖分炸彈!?請選擇百分百蔬菜汁

甜的飲料會讓血糖值急速上升

對於在意血糖值的人，或是糖尿病及有糖尿病風險的人，首先應該避免的就是「甜的飲料」。除了軟性飲料，含糖咖啡、百分百果汁或蔬菜汁也不建議飲用。

特別是蔬菜汁，許多人認為「這是蔬菜製品，應該沒問題且對健康有益」。然而，許多蔬菜汁會添加糖分，使其口感變得較甜且容易入口，因此必須多加留意。容易入口的蔬菜汁每兩百毫升約含有十到十五克的糖分，相當於一個小型布丁的含糖量。

因此，飲用蔬菜汁時，建議查看容器上標示的營養成分。

需要注意的重點有兩個。一個是沒有添加糖和食鹽。另一個則是使用百分百蔬菜汁製成。

如何選擇優質的番茄及番茄產品

選擇一般的番茄
而非水果番茄

選擇紙盒包裝的番茄產品，
不選鋁罐包裝

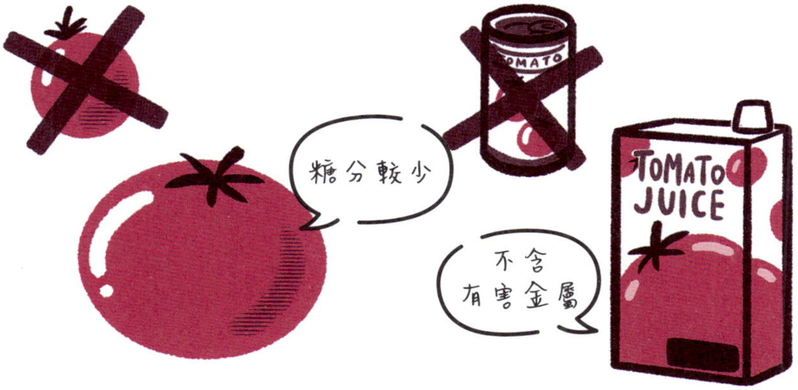

由於水果番茄的甜度較高，建議選擇酸味較重的普通番茄。若選擇加工過的番茄產品，則建議挑選紙盒或寶特瓶包裝的產品。

甜飲料中的糖分（如葡萄糖和果糖）進入體內後容易被消化吸收，造成血糖值急速上升。果汁因為含有醣類，因此果汁比例較高的飲品會含有較多醣類，同樣也會提高血糖值。

選擇番茄產品時，建議挑選紙盒包裝和有酸味的

一般認為番茄「有助於降低血壓」，因此許多人平時會飲用番茄汁或食用番茄產品。不過，購買番茄產品或番茄時，仍有幾點需要注意。

首先要看「是否為罐裝產品」。由於番茄的酸性較強，若做成罐頭包裝，會使罐頭會逐漸氧化，導致罐內成分溶

出。因此，最好選擇紙盒包裝或寶特瓶裝的番茄產品。

此外，為了抑制番茄酸味而經過甜化處理的水果番茄（註：非指特定品種，而是指透過特殊栽培方法種植的高糖度番茄）糖度較高。原本認為對血管有益的番茄，反而可能對血管產生不良影響。因此，購買番茄時，建議選擇酸味較重的番茄，而非較甜的水果番茄。

醫師的金句

如果要自製果汁，推薦使用慢速榨汁機

使用慢速榨汁機以保留營養素

市面上的蔬菜汁大多為了提升口感而調製成較甜的味道，並進行加熱處理，這樣會破壞維生素C等營養素。與直接食用生蔬菜相比，這類飲品的營養價值明顯降低。

此外，蔬菜汁中的膳食纖維也會被去除，如此便會加速糖分吸收，容易使血糖值上升。如果使用家用攪拌機自製果汁，則能保留蔬菜或水果的新鮮營養成分。蔬菜或水果具有抗氧化作用，能使血液順暢流動。早晨飲用自製果汁是維持血管健康的良好選擇。

製作果汁時，建議使用低速運轉的慢速榨汁機，因為這種榨汁方式較不易破壞水果和蔬菜中的蛋白質、維生素、礦物質和多酚等對身體有益的營養素。

慢速榨汁機與攪拌機的差異

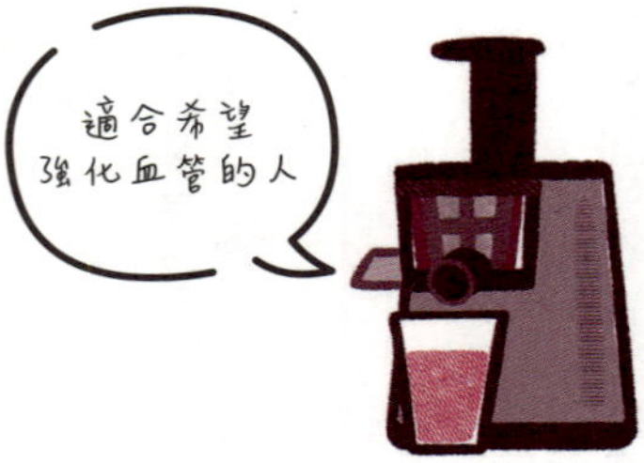

慢速榨汁機

- 低速運轉不會破壞營養
- 可以完整攝取營養
- 會去除纖維質

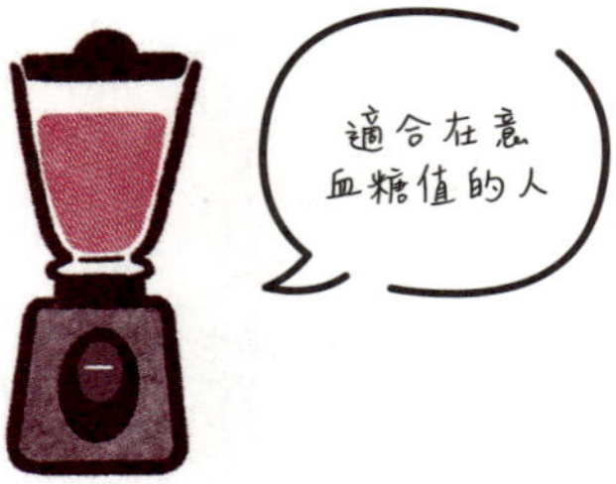

攪拌機

- 可以攝取到膳食纖維
- 食材較易氧化
- 高速運轉節省時間

如果想補充抗氧化成分或酵素，建議使用慢速榨汁機；若擔心血糖值，則可使用能攝取到纖維的攪拌機。

此外，對於為了健康而飲用蔬菜汁或青汁的人，需要特別注意與藥物的搭配飲用。例如，青汁可能會削弱抗凝血藥物華法林（Warfarin）的效果。若平常有服用相關藥物，建議向醫師或藥劑師諮詢適當的飲食搭配。

血管保健 Q&A

Q：是否應該攝取所有對血管有益的食物？

A：應該依據個人需求來攝取。

每個人的體質和身體狀況不同，因此沒有一種適合所有人的健康方法。對健康的人來說，咖啡被認為可以降低心血管疾病的死亡風險，但對身體不適者來說，它可能會刺激交感神經，或對腸胃造成負擔。因此，請根據自身血管的問題與保健需求，選擇合適的飲食方式。

醫師的金句

植物性蛋白質富含膳食纖維，能幫助排出血管內的老舊廢物

利用蛋白粉補充優質蛋白質

蛋白質是構成身體組織的基本元素，包括內臟、皮膚、頭髮、指甲、肌肉及血管等等。此外，蛋白質也是促進食物消化、吸收、和代謝所需化學反應的酵素來源。換句話說，攝取優質蛋白質不僅對血管有益，對全身的健康也很有幫助。

如果日常飲食中已經能夠攝取足夠的蛋白質，那當然是最好的，但如果發現蛋白質攝取不足，則可以透過蛋白粉等其他類型的蛋白質來彌補。

乳清蛋白適合運動前後補充

蛋白質分為動物性蛋白質和植物性蛋白質。動物性蛋白質的代表為乳清蛋白，它由牛奶製成，具良好的胺基酸，且吸收速度快，因此建議在運動前後攝取。

推薦選擇植物性蛋白質

大麻蛋白

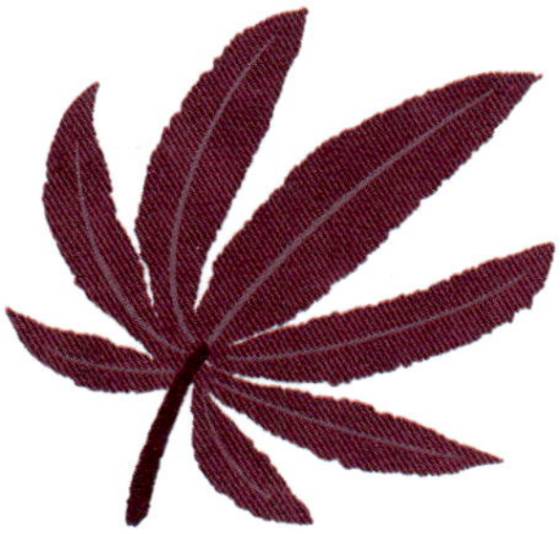

- 含有所有必須胺基酸
- 有助排毒
- 富含膳食纖維

大豆蛋白

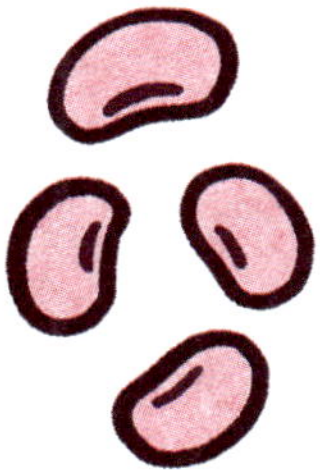

- 具有美肌效果
- 緩解更年期障礙的症狀
- 具有擴張血管效果

一般推薦選擇植物性蛋白質。要清除體內老舊廢物建議選擇大麻蛋白，要改善血液循環則選擇大豆蛋白。

對於因過敏而無法飲用牛奶的人，乳清蛋白也是安全的選擇，因為它幾乎不含會引發過敏的酪蛋白，可以放心飲用。

植物性蛋白質有助於排毒

植物性蛋白質的代表是大豆蛋白。由於其消化吸收較慢，飽足感持久，因此建議在晚上攝取，而非運動前後。大豆蛋白含有結構類似於女性荷爾蒙雌激素的異黃酮，具有美肌及減緩更年期障礙的效果。

另一個推薦的植物性蛋白質則是由大麻籽磨成粉的「大麻籽蛋白粉」。它包含人體所有必需胺基酸，並富含礦物質。因為含有豐富的甲硫胺酸，還能增強肝臟的排毒效果。此外，它還均衡地含有鐵、銅、鋅和鎂等元素，有助於促進體內有害金屬的排出。富含膳食纖維也是其特點之一，並且有助於調整腸道環境。

醫師的金句

血液濃稠是誤解!?要注意隱性脫水！

水分負責運送營養素並排出老舊廢物

據說人體約有五至六成是由水分組成。水分經由飲水或攝取食物，通過胃、腸進入體內。其中，約三分之二存在於細胞內，剩餘的三分之一則以血液和細胞外液的形式充滿體內。

進入體內經由微血管吸收的水分會轉化為血液，隨後循環至全身。血液負責將氧氣和營養素運送至全身各處，並回收老舊廢物。這些老舊廢物在腎臟過濾後，轉化為尿液排出體外。經過腎臟濾過後的血液，會再次在體內循環。這個過程需要大量水分。若水分不足，就無法順利排出老舊廢物。此外，水分不足還會導致血液變得黏稠，使血液循環變差。

以下族群要注意血液濃稠的問題

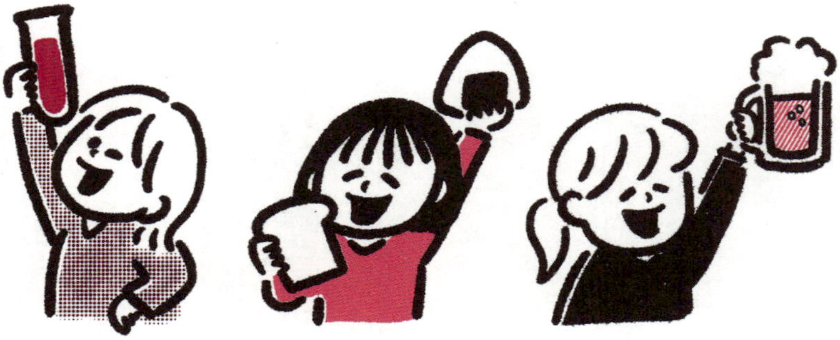
覺得自己
血液濃稠的人
攝取
大量醣類的人
飲酒過量的人

攝取大量醣類的人可能攝取的蔬菜量較少，從飲食中獲得的水分量也可能減少。

同時，水分也會隨呼吸、汗水、尿液和糞便逐漸排出體外，因此必須透過飲水或飲食來補充。**建議每天攝取約二到二點五公升的水分。由於從食物中也能攝取水分，因此每天飲水一點五公升左右即可。**

另外可參考第一百八十四頁的建議，養成每天早晨喝一杯溫熱白開水的習慣。

不要誤以為是血液濃稠的問題，應懷疑是否為隱性脫水

高齡者需要注意的是隱性脫水的情況。常聽到有人說：「我的血液濃稠，所以不會貧血。」但進行血液檢查後，卻發現實際上是脫水症狀。

輕度脫水症狀包括嘴唇和皮膚乾燥，站

立時頭暈等。嚴重時則可能出現嘔吐、痙攣、血壓下降，甚至昏迷等危及生命的症狀。此外，水分不足也會導致血液濃稠，提高腦梗塞或心肌梗塞的風險。

高齡者較不容易察覺口渴，當他們發現時，脫水症狀可能已經相當嚴重。因此，**即使不覺得口渴，也應頻繁補充水分，這點相當重要。**

column 4

無法從飲食中補充的營養，可以依賴營養補充品

為了維持身體健康，雖然最好是透過飲食來攝取所需的營養素，但這往往相當困難。如果將營養補充品作為日常飲食的輔助，則能發揮相當大的效用。

如果不知道該選擇什麼補充品的話，首先建議考慮綜合維生素與礦物質。維生素 A、C、E 具有強大的抗氧化作用。維生素 B 群能活化粒線體的功能，幫助產生能量，並有效消除疲勞。維生素 D 則具有調節血液中的鈣濃度等多種功能。礦物質則有助於酵素的運作，並協助排出體內的有害金屬。

此外，還建議補充 Omega3、輔酶 Q10 和薑黃（鬱金）。

Omega3 能抑制發炎並保護血管。輔酶 Q10 是粒線體在產生能量時不可或缺的成分，具備抗氧化的效果，能保護身體免受氧化的傷害。薑黃中的薑黃素被認為能使血液順暢流動，並防止血小板聚集，進而減少動脈硬化的風險。

第5章

忽視血管老化非常危險！深入了解血管醫學

血管老化不僅是高齡者的問題，甚至可能從二十幾歲時就開始了。接下來，本書將詳細解釋之前所介紹的血管疾病。

疾病＆不適MAP

血管的老化或疾病並非僅發生在「血管本身」。
血管是遍布全身的管道系統，
當血管出現問題時，會對整個身體造成影響。
若問題發生在危險部位，可能會導致死亡。

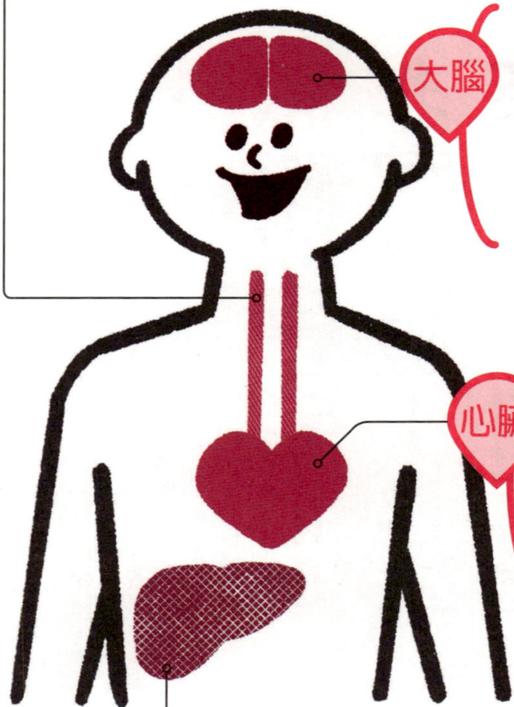

大腦

血栓可能會留下後遺症

可能會發生腦梗塞、蜘蛛網膜下腔出血、中風、腦出血等情況。當腦血管阻塞時，可能引發嚴重的後遺症或血管性失智症。

心臟

可能導致死亡

可能會發生心絞痛、心肌梗塞、心臟肥大、心臟衰竭等疾病，有些疾病甚至會致命，且發現時可能已經為時已晚⋯⋯。

肝臟

醣類愛好者需多加注意

可能會發生脂肪肝等疾病。脂肪肝是指中性脂肪堆積在肝臟的疾病。容易引起血脂異常，若放任不管，可能會導致肝硬化或肝癌。

血管老化引發的

血管·血液

動脈硬化是萬病之源？
可能會引發糖尿病、主動脈瘤、剝離性主動脈瘤、失明等疾病。高血壓或血脂異常會加速動脈硬化，影響全身健康。

腎臟

必須注意糖尿病併發症
可能會發生腎衰竭等疾病。動脈硬化會導致腎臟無法獲得足夠的氧氣和營養，進而引發相關疾病。也可能作為糖尿病的併發症出現。

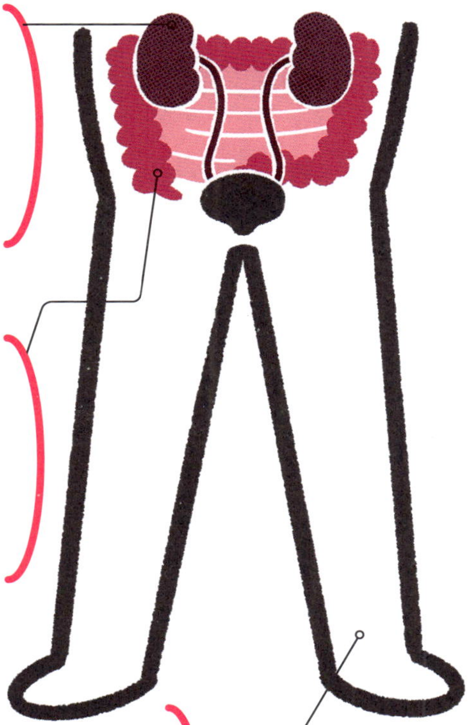

腸道

血管阻塞可能導致腸道壞死？
可能會發生腸阻塞等疾病。由於動脈硬化使血流減少，當氧氣和營養無法供應到腸道時，可能會造成腸道壞死，或因血栓阻塞血管而導致腸道阻塞。

手·腳

手腳麻痺是血管阻塞的警訊？
可能會發生周邊神經病變或下肢動脈硬化閉塞症等疾病。當末梢動脈阻塞或變窄時，會引發麻痺或行走困難等症狀。

醫師的金句

血管老化引發的症狀 1

動脈硬化

抽菸、不當的飲食習慣以及年齡增長皆是動脈硬化的成因

動脈硬化是指血管內側沉積膽固醇等物質，導致血管硬化、失去彈性的情況。當血管內側變得狹窄，血液流動也會受到影響。

動脈硬化的主要成因包括抽菸、富含膽固醇的飲食、高血壓、肥胖以及運動不足等等。此外，男性比女性更容易罹患動脈硬化，而且隨著年齡增長，每個人都有可能發生這種常見的症狀。

壞膽固醇在血管內沉積引發動脈硬化

一般所說的動脈硬化是指「動脈粥狀硬化（Atherosclerosis）」。這是LDL（壞膽固

動脈硬化會逐漸發展

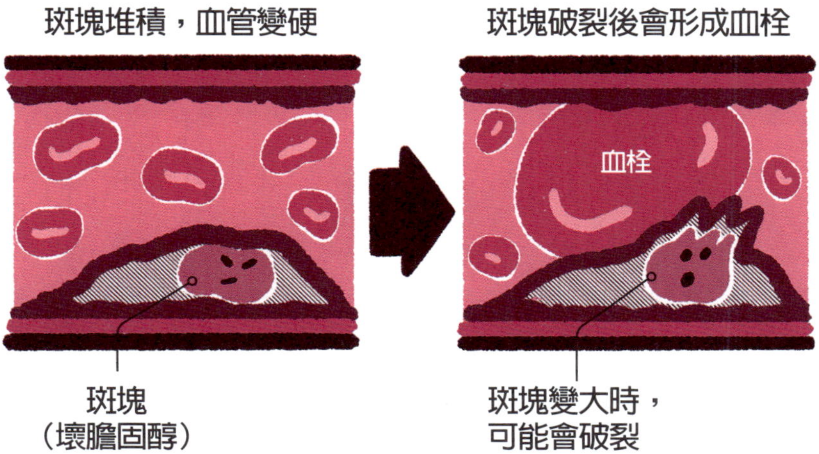
斑塊堆積，血管變硬
斑塊破裂後會形成血栓
血栓
斑塊
（壞膽固醇）
斑塊變大時，
可能會破裂

斑塊會逐漸形成，很多人往往在斑塊破裂形成血栓、血管阻塞時，才意識到問題的存在。

醇）等物質在血管內膜沉積，形成黏稠的粥狀物質（即斑塊）的情況。

當斑塊累積時，會使血管變得狹窄或堵塞，進而影響血液循環。

除了動脈粥狀硬化外，還有導致腦部或腎臟內細小動脈硬化的「小動脈硬化」，以及因血管中層沉積鈣質而變硬的「中層硬化」。

引發心臟病或失智症的風險

當血管變狹窄或堵塞時，可能會引發心絞痛、心肌梗塞、腦梗塞等問題。動脈硬化的血管容易變得脆弱並破裂。如果未及早改善，還可能導致蜘蛛網膜下腔出血等危及生命的疾病。此外，動脈硬化還可能導致反覆的小型腦梗塞，最終引發血管性失智症。

動脈硬化的可怕之處在於，直到發生致命的重大疾病前都不易察覺。由於多數情況下無自覺症狀，因此建議定期前往醫院進行檢查。

血管老化的四大原因包括氧化、糖化、發炎和過度壓力，這些狀態若長期持續，會增加血管負擔，加速其老化，不過，透過改變飲食習慣，有助於延緩老化進程。

醫師的金句

血管老化引發的症狀 2 高血壓

不是暫時的，而是經常持續高血壓的狀態

高血壓是指血壓持續處於較高的狀態。並非偶爾血壓偏高，而是無論何時測量，血壓都高於正常範圍時，即稱為「高血壓症」。

當最高血壓（收縮壓）達到 140mmHg 以上，或最低血壓（舒張壓）達到 90mmHg 以下時，即可診斷為高血壓。

順帶一提，最高血壓是指心臟收縮，將血液推送進血管時的壓力，而最低血壓則是心臟擴張，使血液從血管回流進入心臟時的壓力。

血管變硬時，血壓會升高

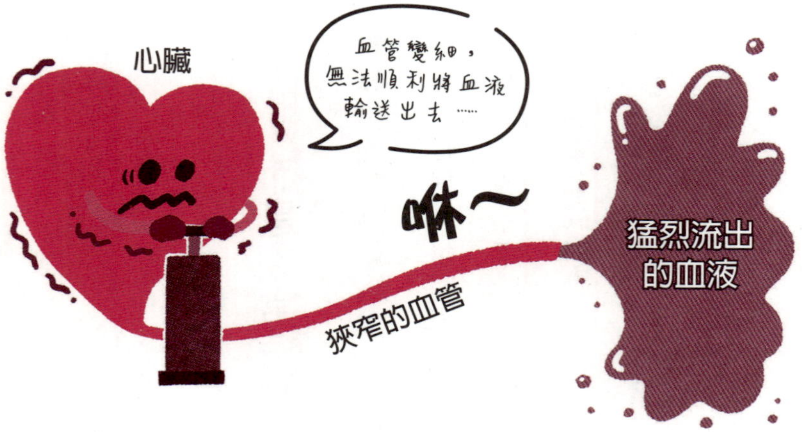
心臟
血管變細，無法順利將血液輸送出去……
咻～
猛烈流出的血液
狹窄的血管

要將血液推送到狹窄且變硬的血管中，需要更大的力量。這會導致血壓升高，心臟也會疲勞不堪。

高血壓會增加血管壁的負擔

血壓是指血液對動脈內壁施加的壓力。如果血管柔軟富有彈性，血液流動較為順暢，讓內壁承受的壓力較小，血壓自然較低。

反之，如果血管變硬且狹窄，血液流動需要更大的推力，內壁承受的壓力增大，血壓也會隨之升高。可以想像成用水管放水的情況，粗大且柔軟的水管水流較緩慢（水壓較低）；而細小且硬的水管則水流湍急（水壓較高）。

當高血壓狀態持續時，血管就會經常處於承受壓力的狀態，逐漸變得僵硬，最終可能引發動脈硬化，並增加腦出血、腦梗塞和心肌梗塞等風險。同時，負責運送血液的心臟必須承受更多的壓力，可能導致心臟肥大或心臟衰竭。

高血壓症通常沒有明顯的自覺症狀，但若未加以改善，可能成為多種疾病的誘因。改善高血壓的方法包括戒煙、減少鹽分攝取、均衡飲食、適度運動，以及避免肥胖。攝取過多鹽分會導致體內積水，增加血液量，使血壓升高。飲食上應該以清淡為主，善用高湯和醋來減少鹽分攝取，並將每日的鹽分攝取量控制在六克以內。肥胖會加重心臟負擔，因此必須控制體重避免過胖。此外，充足的睡眠與休息，以及步行等有氧運動能促進血液循環，有助於降低血壓。

醫師的金句

血管老化引發的症狀 3

高血糖&糖尿病

高血糖是由胰島素不足引起的

當空腹時的血糖值超過 100mg/dL 時，稱為「空腹時高血糖」。

對於健康的人而言，從食物中攝取的糖分會被小腸吸收並進入血液，導致血糖值升高。此時，胰臟會分泌胰島素，將糖分轉化為能量，使糖分減少，血糖值也隨之下降。然而，當胰島素的分泌量減少或其作用減弱時，就無法有效降低血糖值，導致高血糖的狀態持續下去。

高血糖的併發症很可怕，也可能發展成糖尿病

長期處於高血糖的狀態下，會使蛋白質與糖分結合形成名為「AGE」的物質。AGE會滲入血管壁，形成斑塊，進一步引發動脈硬化。

糖尿病是指血液中糖分過多的情況

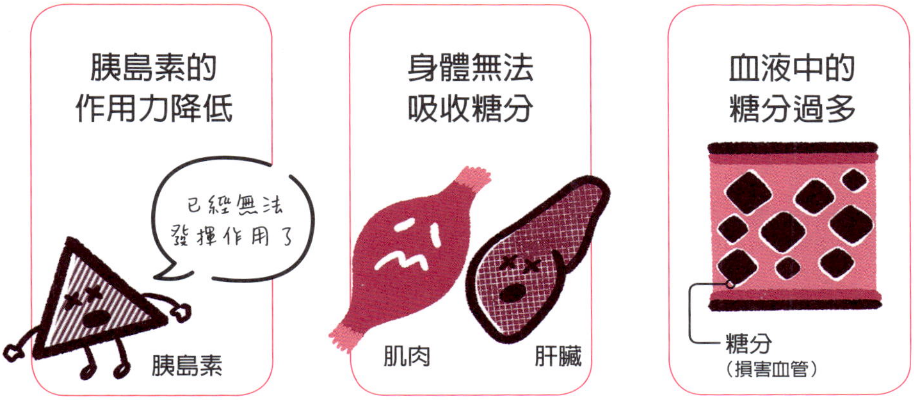

胰島素的作用降低時，能量無法有效地運送到肌肉和肝臟，最終導致血糖持續偏高。

此外，過多的糖分也會氧化，產生活性氧，使血管受損。

高血糖還會增加罹患糖尿病的風險。研究數據顯示，當空腹時血糖值超過 100mg/dL 時，糖尿病的發病風險會是血糖值低於此數值時的兩倍以上。

糖尿病在初期通常沒有自覺症狀，但隨著動脈硬化的影響，氧氣與營養素無法有效運送到全身，可能出現暈眩、站立時頭暈、手腳疼痛或麻痺等症狀。皮膚也會變得乾燥、發癢，而且為了排出體內的糖分，可能會頻繁排尿、多尿、多汗，還會感到口渴。男性也可能出現勃起功能障礙（ＥＤ），這些症狀往往在病情相當嚴重時才會顯現。

更可怕的是各種併發症，包括視網膜病變、腎衰竭及周邊神經病變，這三者被稱為「三大併發症」。這些問題最終可能會提高失明、洗腎、心肌梗塞和中風等風險。

高血糖多數是由於生活習慣紊亂所引起。從今天開始戒菸、保持規律的飲食習慣、適度運動、避免壓力，並確保充足的睡眠，都是預防高血糖的第一步。

醫師的金句

血管老化引發的可怕的「心臟」疾病

心臟疾病成為僅次於癌症的主要死因

根據資料顯示，人類死因的第一名是癌症，第二名則是心臟疾病（心臟病）。順帶一提，過去幾十年來，腦血管疾病一直位居前三。

位居死因前列的心臟疾病，主要可分為心臟本身的問題，以及與心臟相連的血管問題。由血管問題引發的心臟疾病主要包括心絞痛和心肌梗塞。

血管變窄引發的心絞痛與血管堵塞引發的心肌梗塞

心絞痛是指負責將血液供應到心臟肌肉（心肌）的冠狀動脈變窄，導致血流不暢，使氧氣和營養無法充分供應的疾病。

心肌梗塞則是冠狀動脈堵塞，造成血流中斷的情況。心肌因缺氧而逐漸壞死，最終

心血管疾病的死亡風險很高

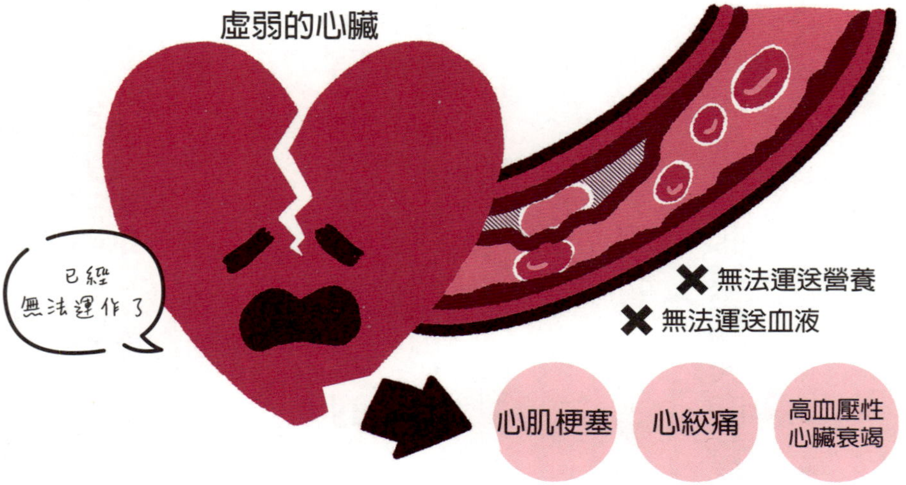
虛弱的心臟
已經
無法運作了
✖ 無法運送營養
✖ 無法運送血液
心肌梗塞
心絞痛
高血壓性
心臟衰竭

許多心血管疾病都會危及生命，如果平時能夠保持血管健康，便能預防其中大部分的疾病。

可能導致死亡。

無論是心絞痛還是心肌梗塞，發作時都會在胸部產生劇烈疼痛，但心肌梗塞因為血流被完全阻斷，因此比心絞痛更為可怕。

由心臟問題引起的心臟衰竭，大多與血管問題有關

心臟衰竭一般定義為「由於心臟功能不全，導致呼吸急促、水腫等症狀逐漸加重，最終縮短生命的疾病」。

當心臟出現異常時，幫浦功能無法正常運作，便無法有效供應足夠的血液，導致全身缺乏氧氣和營養，進而出現呼吸急促、容易疲勞、腳部水

腫等症狀。最終，可能會導致肺部積水等嚴重疾病。

高血壓也可能引發高血壓性心臟衰竭。持續的高血壓使心臟必須以更大的力量輸送血液，增加心肌負擔，使其疲憊不堪。

即使是乍看之下與血管無關的疾病，最終也可能因血管老化而引發重大疾病。

醫師的金句

血管老化引發的可怕的「腦部」疾病

血管阻塞引發的腦梗塞與血管破裂引發的腦出血

血管老化可能引發的腦部疾病，包括腦血管疾病和失智症等等。腦血管疾病也是排名十分靠前的死因，而且在四十多歲後期逐漸增加。

腦血管疾病依據發病原因可分為幾種類型，其中最常見的病症是中風，而中風又可細分為血管阻塞引發的疾病與血管破裂引發的疾病。屬於血管堵塞的疾病包括腦梗塞和短暫性腦缺血發作（註：俗稱小中風）；屬於血管破裂的疾病則包括腦出血和蜘蛛網膜下腔出血。此外，高血壓性腦病變和血管性失智症也是腦血管疾病的範疇。

若發生中風的情況，可能會導致長期臥床或需要進行照護，甚至危及生命。中風常伴隨手腳麻痺或語言障礙等後遺症，並大幅降低ＱＯＬ（Quality of Life，生活品質）。然而，

血管性失智症的特徵

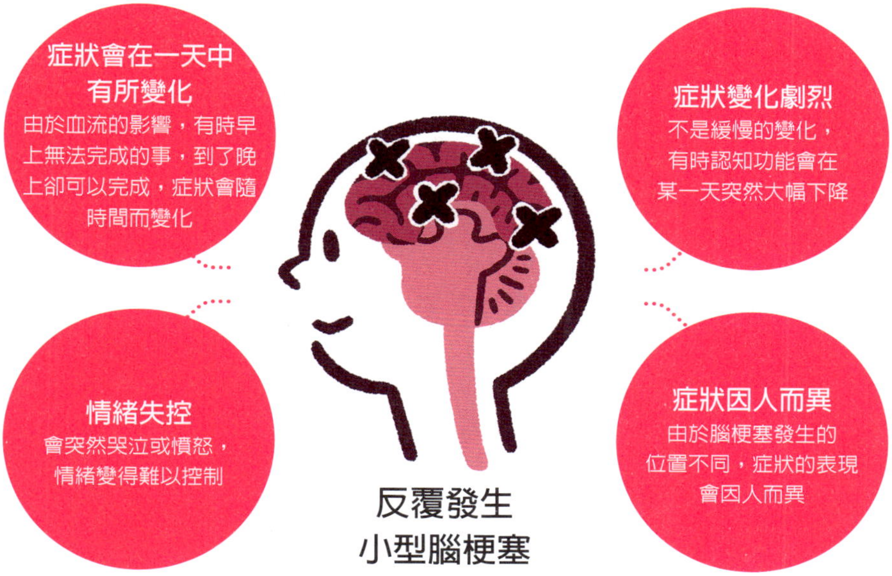
症狀會在一天中有所變化
由於血流的影響，有時早上無法完成的事，到了晚上卻可以完成，症狀會隨時間而變化
症狀變化劇烈
不是緩慢的變化，有時認知功能會在某一天突然大幅下降
情緒失控
會突然哭泣或憤怒，情緒變得難以控制
症狀因人而異
由於腦梗塞發生的位置不同，症狀的表現會因人而異
反覆發生小型腦梗塞

若能及早治療，則有可能大幅改善往後的生活。

高血壓性腦病變是由於急遽的異常高血壓（180/110mmHg 以上）引發的腦部損害，症狀包括劇烈頭痛、噁心嘔吐和視力模糊等等。慢性高血壓患者或腎功能衰竭患者較容易罹患此病，若置之不理，可能會危及生命。

血管性失智症的進程是階段性的

當發生腦梗塞或腦出血時，腦部因無法獲得足夠的氧氣和營養，可能出現記憶障礙或失語等認知功能障礙，這就是血管性失智症。**由於腦梗塞或腦出**

血造成的功能障礙僅限於受損的腦部區域，因此每位患者的狀況各不相同，這種情況亦稱為「斑駁失智」。

血管性失智症的進程是階段性的。每當發生小型腦梗塞或腦出血時，患者的認知功能會逐步喪失。這類症狀並非逐日緩慢惡化，而是會突然喪失大量認知功能，並反覆發生。

腦血管疾病的原因包括高血壓和糖尿病等情況。特別是失智症，由於治療較為困難，因此早期預防並採取措施尤為重要。

醫師的金句

血管老化引發的可怕的「全身」疾病

QOL（生活品質）下降，最嚴重的情況可能致死

除了心臟病和腦血管疾病之外，血管老化還會引發多種疾病，包括主動脈瘤、剝離性主動脈瘤、周邊動脈疾病、腎衰竭、失明、血脂異常和肝癌等等。此外，動脈硬化導致的血液循環障礙也可能引發腸阻塞。

主動脈瘤是動脈硬化引起的主動脈瘤狀隆起，通常無明顯症狀，但若未加以處理，可能會破裂，甚至引發突發性死亡的風險。

剝離性主動脈瘤是指主動脈血管的內膜產生裂痕，血液滲入中膜並形成新的血液通道（假腔），使血管呈現膨脹狀態。由於假腔外僅剩一層外膜，因此血管隨時可能破裂，處於極度危險的情況。

血管不僅會阻塞，也可能會破裂

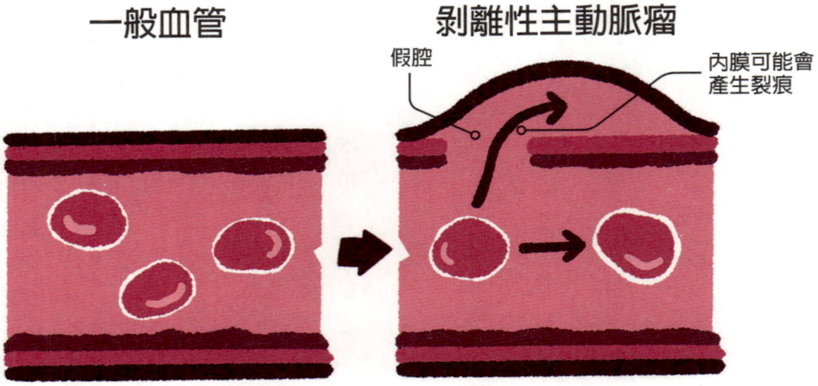

這是血管只由一層薄膜連接的脆弱狀態。一般認為剝離性主動脈瘤是由動脈硬化或高血壓引起的。如果血管完全破裂，可能會導致猝死。

周邊動脈疾病是指負責向下肢或手臂輸送血液的周邊動脈阻塞或變狹窄，進而引發的各種疾病。若發生於下肢，則稱為「下肢動脈硬化閉塞症」。血流受阻會導致下肢冰冷、麻痺，甚至行走困難。若病情惡化，可能出現潰瘍或壞死，甚至必須進行截肢。

腎衰竭是由糖尿病或動脈硬化等因素導致腎臟無法獲得足夠的氧氣和營養所引發的。腎臟主要功能是過濾血液，並將廢物以尿液形式排出。腎衰竭會使這項功能失效，進而引發水腫、體重增加、血壓升高，以及心悸和呼吸急促等症狀。

糖尿病和高血糖會損害眼睛視網膜的微血管，導致出血或視網膜剝離，進而引發視覺障礙。病情嚴重時，甚至可能失明。

而近年來，血脂異常的情況逐漸增加。血脂異常是指膽固醇和中性脂肪等脂肪代謝異常，這是加速動脈硬化的主要原因。

此外，中性脂肪堆積於肝臟會形成脂肪肝，若不加以控制，可能會發展成代謝性肝癌，這種情況也逐漸增加。

血脂異常和脂肪肝多見於平時攝取過多脂肪和醣類的人群。

醫師的金句

要讓血管更健康，釋放壓力與運動同樣重要

血管可以透過運動來鍛鍊

健康的血管是透過日常生活習慣的累積來維持的。其中最核心的是營養均衡的飲食，但還有一項關鍵因素，那就是血管強化訓練。

如同不使用的肌肉會逐漸退化一樣，血管若未經適當刺激，也會失去彈性而變得僵硬。因此，血管同樣需要鍛鍊。

具體而言，強化血管的基本方法有三種，分別是有氧運動、重量訓練和伸展運動。

基本鍛鍊分別是有氧運動、重量訓練和伸展運動

有氧運動是指能夠持續一段時間，並透過氧氣來燃燒脂肪的運動，如步行和慢跑。

透過運動和紓解壓力來擴張血管

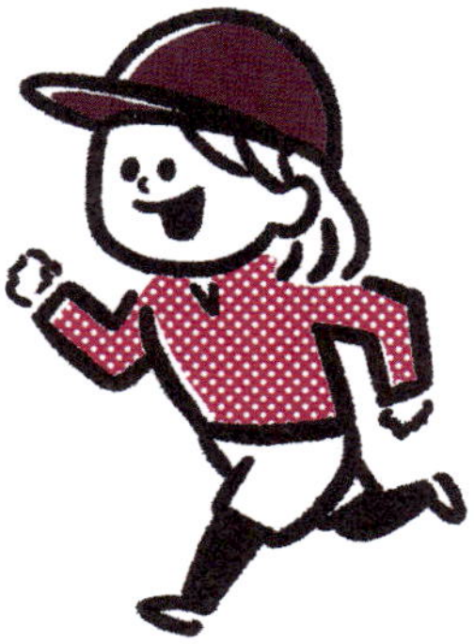

透過運動強化心臟，促進血液循環

進行適度運動，給心臟承受一些輕微負荷，能夠強化心臟並促進血液循環。

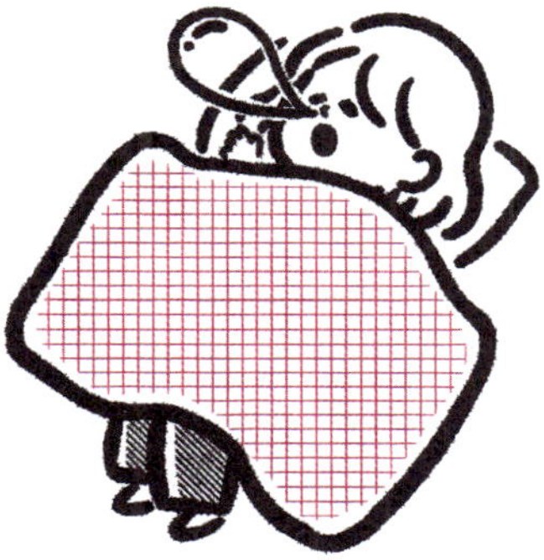

透過紓壓與放鬆讓血管變得鬆弛

放鬆身心可以讓因緊繃而收縮的血管逐漸鬆弛。給持續緊繃的血管一些休息的機會吧。

每週進行三到四次，每次二十分鐘以上的輕度有氧運動，有助於增加擴張血管的物質「NO」，進而強化血管。不過，運動過度到氣喘吁吁的程度反而會適得其反，因為這樣會增加乳酸這種疲勞物質和活性氧，對血管造成傷害。

重量訓練同樣有助於強化血管。建議先從被稱為「第二心臟」的小腿開始鍛鍊。可以每秒踮腳一次，重複三十次，這樣有助於促進血液中的NO含量。

人體的下半身聚集了全身大約七成的血液，小腿的訓練有助於促進全身血管的擴張。如果體力或時間允許，也可以加強鍛鍊腹肌和核心肌群，但建議先從小腿開始逐步進行。

伸展運動方面，簡單地舉手伸展身體，或伸展阿基里斯腱即可。透過拉伸肌肉，也能刺激血管，使其保持柔軟，並促進血液循環。

最後，優質的睡眠對於促進血管健康也是不可或缺的。可以透過泡澡或深呼吸來放鬆身心。當副交感神經占據主導地位時，能夠緩解血管壓力，讓緊繃的血管逐漸放鬆，恢復柔軟。

醫師的金句

實際年齡不等於血管年齡！讓血管永遠保持年輕

吸菸者和不常吃蔬菜者的血管年齡可能偏高

大家是否曾注意過自己的血管年齡呢？在多數情況下，實際年齡與血管年齡未必一致。有些人的血管年齡比實際年齡年輕，也有些人已經開始出現老化跡象。即使健康檢查的結果全為「A」，也有人血管已逐漸老化。

由於血管無法從外觀判斷，因此老化跡象也較難判斷。不過，吸菸、不常吃蔬菜、喜愛甜食、經常飲酒、缺乏運動或年過四十歲的族群，血管老化的風險可能較高。

了解自己的血管年齡，主動管理健康

在醫療機構可以檢測血管年齡。透過測量動脈硬度的CAVI檢查、測量足部動脈阻塞的ABI檢查，並結合頸動脈超音波檢查，即可推算出血管年齡。檢查時間約為

血管年齡與外貌無關

健康檢查
結果
全為
A
但其實……
血管可能已經受損了！？

實際年齡和血管年齡並不相同。由於血管的老化程度是看不見的，因此及早採取對策非常重要。

三十分鐘，無疼痛感和副作用。

此外，還有檢測血管發炎情況的CRP檢查，或是透過內臟脂肪CT影像評估動脈硬化風險等檢查。檢查項目和費用因醫療機構而異，建議根據個人需求選擇合適的檢查。

養成良好的飲食習慣與適度運動，讓血管保持年輕

血管老化會因年齡增長、糖尿病、高血壓、血脂異常等因素而加速。血管一旦老化並受損，就無法恢復原狀。儘管血管損傷難以逆轉，但多數情況下不會出現明顯症狀，等到發現時可能已經為時已晚。而且血管疾病的進

展通常無聲無息，因此被稱為「沉默的殺手」。

為了避免來不及挽回的情況，應修正生活習慣，改善血管、血液及血流的健康狀況。從今天開始，每餐改變飲食習慣。例如，每餐吃到七、八分飽，少吃甜食，盡量攝取多種類的蔬菜、細嚼慢嚥，並適量飲酒。

此外，盡可能定期前往醫療機構進行健康檢查，持續追蹤自身的健康狀況。

結語

給希望增進血管健康，改善血液循環的人

閱讀本書後，如果發現日常飲食中缺乏某些成分，請務必將其納入飲食中。相反地，若發現攝取了過多對血管和血液循環不利的食物，則可以選擇更健康的替代品，並逐漸減少不健康食物的攝取。

健康飲食的基礎在於均衡搭配「主食」、「主菜」和「副菜」。其中，「主食」是指米飯、麵包和麵條等碳水化合物來源。相比於甜果汁和零食的醣類，「主食」不僅能提供醣類，還能補充膳食纖維，使血糖值上升的速度較為緩和，因此有助於預防高血糖。若能更換為精緻度較低的主食，效果將會更加顯著。而「主菜」則包含肉類、魚類、蛋和黃豆製品等蛋白質來源。這些是建構柔韌且強健血管的關鍵物質。攝取蛋白質雖會同時攝取到脂肪，但如本書所述，選擇含有優質脂肪的蛋白質來源，並將每餐攝取量控制在手掌大小的範圍內即可。

此外，「副菜」應以蔬菜、菇類和海藻等為主，這些食材富含維生素、礦物

質、植化素和膳食纖維。攝取具有抗氧化作用的蔬菜，可以減少血管氧化的風險，有助於促進血液循環。

不過，即使已經知道哪些食材和飲食習慣對血管和血流有益，也不代表「今天吃了，明天就會見效」。

建議先記錄幾天的飲食情況，將早餐、午餐、晚餐和零食分別歸類為主食、主菜、副菜或其他類別。完整記錄所吃的食物和飲料，便能清楚掌握自己在飲食中攝取了哪些對血管和血流有益或不利的食物。以此為基礎，活用本書的內容，逐步建立有助於血管和血流健康的飲食習慣。

管理營養師、料理研究家
牧野直子

來試著記錄飲食吧！

月　　日　（　　）　　體重　　kg

	主食	主菜	副菜、湯品	嗜好品（指咖啡、菸、酒、茶等等）
早餐				
午餐				
零食				
晚餐				

來試著記錄飲食吧！

月　　日（　　）　　　體重　　kg

	主食	主菜	副菜、湯品	嗜好品（指咖啡、菸、酒、茶等等）
早餐				
午餐				
零食				
晚餐				

讓血管變年輕吧！
帶你延齡回春、強化血管與血流的完全指南

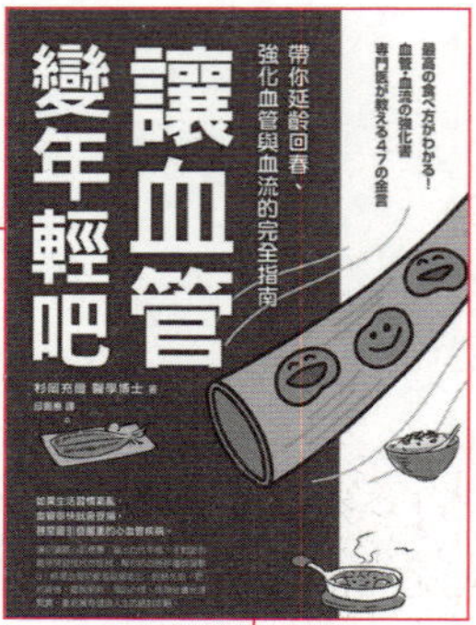

作　　者　杉岡充爾、牧野直子
譯　　者　邱顯惠
發 行 人　林敬彬
主　　編　楊安瑜
編　　輯　林佳伶
封面設計　陳語萱
內頁編排　方皓承
行銷經理　林子揚
行銷企劃　徐巧靜
編輯協力　陳于雯、高家宏

出　　版　大都會文化事業有限公司
發　　行　大都會文化事業有限公司
11051 台北市信義區基隆路一段 432 號 4 樓之 9
讀者服務專線：（02）27235216
讀者服務傳真：（02）27235220
電子郵件信箱：metro@ms21.hinet.net
網　　　址：www.metrobook.com.tw

郵政劃撥　14050529 大都會文化事業有限公司
出版日期　2025 年 08 月初版一刷
定　　價　420 元
I S B N　978-626-98991-7-3
書　　號　Health+212

Metropolitan Culture Enterprise Co., Ltd.
4F-9, Double Hero Bldg., 432, Keelung Rd., Sec. 1, Taipei 11051, Taiwan
Tel: +886-2-2723-5216　　Fax: +886-2-2723-5220
Web-site: www.metrobook.com.tw
E-mail: metro@ms21.hinet.net

First published in Japan under the title SAIKO NO TABEKATA GA WAKARU! KEKKAN, KETSURYU NO KYOKASHO
Supervised by Juji Sugioka

國家圖書館出版品預行編目（CIP）資料

讓血管變年輕吧！: 帶你延齡回春、強化血管與血流的完全指南 / 杉岡充爾監修 ; 邱顯惠譯 -- 初版 -- 臺北市 : 大都會文化事業有限公司 , 2025.08
240 面 ; 17×23 公分 . -- (Health+212)
ISBN 978-626-98991-7-3(平裝)

譯自：最高の食べ方がわかる！ 血管・血流の強化書 専門医が教える 47 の金言
1. 健康法 2. 健康飲食 3. 營養
411.1　　113017026